U0273258

中国古医籍整理丛书

易 筋 经

清·来章氏 辑

林 楠 校注

中国中医药出版社

·北 京·

图书在版编目（CIP）数据

易筋经／（清）来章氏辑；林楠校注 . —北京：
中国中医药出版社，2015.12（2023.11 重印）
（中国古医籍整理丛书）
ISBN 978 - 7 - 5132 - 2943 - 2

Ⅰ. ①易… Ⅱ. ①来… ②林… Ⅲ. ①易筋经
（古代体育）- 基本知识　Ⅳ. ①G852.6

中国版本图书馆 CIP 数据核字（2015）第 275930 号

中国中医药出版社出版

北京经济技术开发区科创十三街 31 号院二区 8 号楼
邮政编码　100176
传真　010 - 64405721
廊坊市祥丰印刷有限公司印刷
各地新华书店经销

开本 710×1000　1/16　印张 6.75　字数 24 千字
2015 年 12 月第 1 版　2023 年 11 月第 7 次印刷
书号　ISBN 978 - 7 - 5132 - 2943 - 2

定价　32.00 元
网址　www.cptcm.com

服 务 热 线　010 - 64405510
购 书 热 线　010 - 89535836
维 权 打 假　010 - 64405753

微信服务号　zgzyycbs
微商城网址　https://kdt.im/LIdUGr
官 方 微 博　http://e.weibo.com/cptcm
天猫旗舰店网址　https://zgzyycbs.tmall.com

国家中医药管理局
中医药古籍保护与利用能力建设项目
组织工作委员会

主 任 委 员 王国强

副 主 任 委 员 王志勇　李大宁

执 行 主 任 委 员 曹洪欣　苏钢强　王国辰　欧阳兵

执行副主任委员 李 昱　武 东　李秀明　张成博

委　　　员

各省市项目组分管领导和主要专家

　　（山东省）武继彪　欧阳兵　张成博　贾青顺

　　（江苏省）吴勉华　周仲瑛　段金廒　胡 烈

　　（上海市）张怀琼　季 光　严世芸　段逸山

　　（福建省）阮诗玮　陈立典　李灿东　纪立金

　　（浙江省）徐伟伟　范永升　柴可群　盛增秀

　　（陕西省）黄立勋　呼 燕　魏少阳　苏荣彪

　　（河南省）夏祖昌　刘文第　韩新峰　许敬生

　　（辽宁省）杨关林　康廷国　石 岩　李德新

　　（四川省）杨殿兴　梁繁荣　余曙光　张 毅

各项目组负责人

　　王振国（山东省）　王旭东（江苏省）　张如青（上海市）

　　李灿东（福建省）　陈勇毅（浙江省）　焦振廉（陕西省）

　　蔡永敏（河南省）　鞠宝兆（辽宁省）　和中浚（四川省）

前　言

　　中医药古籍是传承中华优秀文化的重要载体，也是中医学传承数千年的知识宝库，凝聚着中华民族特有的精神价值、思维方法、生命理论和医疗经验，不仅对于传承中医学术具有重要的历史价值，更是现代中医药科技创新和学术进步的源头和根基。保护和利用好中医药古籍，是弘扬中国优秀传统文化、传承中医学术的必由之路，事关中医药事业发展全局。

　　1949 年以来，在政府的大力支持和推动下，开展了系统的中医药古籍整理研究。1958 年，国务院科学规划委员会古籍整理出版规划小组在北京成立，负责指导全国的古籍整理出版工作。1982 年，国务院古籍整理出版规划小组召开全国古籍整理出版规划会议，制定了《古籍整理出版规划（1982—1990）》，卫生部先后下达了两批 200 余种中医古籍整理任务，掀起了中医古籍整理研究的新高潮，对中医文化与学术的弘扬、传承和发展，发挥了极其重要的作用，产生了不可估量的深远影响。

　　2007 年《国务院办公厅关于进一步加强古籍保护工作的意见》明确提出进一步加强古籍整理、出版和研究利用，以及

"保护为主、抢救第一、合理利用、加强管理"的方针。2009年《国务院关于扶持和促进中医药事业发展的若干意见》指出，要"开展中医药古籍普查登记，建立综合信息数据库和珍贵古籍名录，加强整理、出版、研究和利用"。《中医药创新发展规划纲要（2006—2020）》强调继承与创新并重，推动中医药传承与创新发展。

2003～2010年，国家财政多次立项支持中国中医科学院开展针对性中医药古籍抢救保护工作，在中国中医科学院图书馆设立全国唯一的行业古籍保护中心，影印抢救濒危珍本、孤本中医古籍1640余种；整理发布《中国中医古籍总目》；遴选351种孤本收入《中医古籍孤本大全》影印出版；开展了海外中医古籍目录调研和孤本回归工作，收集了11个国家和2个地区137个图书馆的240余种书目，基本摸清流失海外的中医古籍现状，确定国内失传的中医药古籍共有220种，复制出版海外所藏中医药古籍133种。2010年，国家财政部、国家中医药管理局设立"中医药古籍保护与利用能力建设项目"，资助整理400余种中医药古籍，并着眼于加强中医药古籍保护和研究机构建设，培养中医古籍整理研究的后备人才，全面提高中医药古籍保护与利用能力。

在此，国家中医药管理局成立了中医药古籍保护和利用专家组和项目办公室，专家组负责项目指导、咨询、质量把关，项目办公室负责实施过程的统筹协调。专家组成员对古籍整理研究具有丰富的经验，有的专家从事古籍整理研究长达70余年，深知中医药古籍整理研究的重要性、艰巨性与复杂性，履行职责认真务实。专家组从书目确定、版本选择、点校、注释等各方面，为项目实施提供了强有力的专业指导。老一辈专家的学术水平和智慧，是项目成功的重要保证。项目承担单位山东中医药大学、南京中医药大学、上海中医药大学、福建中医药大学、浙江省中医药研究院、陕西省中医药研究院、河南省中医药研究院、辽宁中医药大学、成都中医药大学及所在省市中医药管理部门精心组织，充分发挥区域间互补协作的优势，并得到承担项目出版工作的中国中医药出版社大力配合，全面推进中医药古籍保护与利用网络体系的构建和人才队伍建设，使一批有志于中医学术传承与古籍整理工作的人才凝聚在一起，研究队伍日益壮大，研究水平不断提高。

本着"抢救、保护、发掘、利用"的理念，该项目重点选择近60年未曾出版的重要古医籍，综合考虑所选古籍的保护价值、学术价值和实用价值。400余种中医药古籍涵盖了医经、基础理论、诊法、伤寒金匮、温病、本草、方书、内科、外科、女科、儿科、伤科、眼科、咽喉口齿、针灸推拿、养生、医案医话医论、医史、临证综合等门类，跨越唐、宋、金元、明以迄清末。全部古籍均按照项目办公室组织完成的行业标准《中医古籍整理规范》及《中医药古籍整理细则》进行整理校注，绝大多数中医药古籍是第一次校注出版，一批孤本、稿本、抄本更是首次整理面世。对一些重要学术问题的研究成果，则集中收录于各书的"校注说明"或"校注后记"中。

"既出书又出人"是本项目追求的目标。近年来，中医药古籍整理工作形势严峻，老一辈逐渐退出，新一代普遍存在整理研究古籍的经验不足、专业思想不坚定等问题，使中医古籍整理面临人才流失严重、青黄不接的局面。通过本项目实施，搭建平台，完善机制，培养队伍，提升能力，经过近5年的建设，锻炼了一批优秀人才，老中青三代齐聚一堂，有效地稳定了研究队伍，为中医药古籍整理工作的开展和中医文化与学术的传承提供必备的知识和人才储备。

本项目的实施与《中国古医籍整理丛书》的出版，对于加强中医药古籍文献研究队伍建设、建立古籍研究平台，提高古籍整理水平均具有积极的推动作用，对弘扬我国优秀传统文化，推进中医药继承创新，进一步发挥中医药服务民众的养生保健与防病治病作用将产生深远影响。

第九届、第十届全国人大常委会副委员长许嘉璐先生，国家卫生计生委副主任、国家中医药管理局局长、中华中医药学会会长王国强先生，我国著名医史文献专家、中国中医科学院马继兴先生在百忙之中为丛书作序，我们深表敬意和感谢。

由于参与校注整理工作的人员较多，水平不一，诸多方面尚未臻完善，希望专家、读者不吝赐教。

国家中医药管理局中医药古籍保护与利用能力建设项目办公室
二〇一四年十二月

许 序

"中医"之名立，迄今不逾百年，所以冠以"中"字者，以别于"洋"与"西"也。慎思之，明辨之，斯名之出，无奈耳，或亦时人不甘泯没而特标其犹在之举也。

前此，祖传医术（今世方称为"学"）绵延数千载，救民无数；华夏屡遭时疫，皆仰之以度困厄。中华民族之未如印第安遭染殖民者所携疾病而族灭者，中医之功也。

医兴则国兴，国强则医强。百年运衰，岂但国土肢解，五千年文明亦不得全，非遭泯灭，即蒙冤扭曲。西方医学以其捷便速效，始则为传教之利器，继则以"科学"之冕畅行于中华。中医虽为内外所夹击，斥之为蒙昧，为伪医，然四亿同胞衣食不保，得获西医之益者甚寡，中医犹为人民之所赖。虽然，中国医学日益陵替，乃不可免，势使之然也。呜呼！覆巢之下安有完卵？

嗣后，国家新生，中医旋即得以重振，与西医并举，探寻结合之路。今也，中华诸多文化，自民俗、礼仪、工艺、戏曲、历史、文学，以至伦理、信仰，皆渐复起，中国医学之兴乃属必然。

迄今中医犹为国家医疗系统之辅，城市尤甚。何哉？盖一则西医赖声、光、电技术而于20世纪发展极速，中医则难见其进。二则国人惊羡西医之"立竿见影"，遂以为其事事胜于中医。然西医已自觉将入绝境：其若干医法正负效应相若，甚或负远逾于正；研究医理者，渐知人乃一整体，心、身非如中世纪所认定为二对立物，且人体亦非宇宙之中心，仅为其一小单位，与宇宙万象万物息息相关。认识至此，其已向中国医学之理念"靠拢"矣，虽彼未必知中国医学何如也。唯其不知中国医理何如，纯由其实践而有所悟，益以证中国之认识人体不为伪，亦不为玄虚。然国人知此趋向者，几人？

国医欲再现宋明清高峰，成国中主流医学，则一须继承，一须创新。继承则必深研原典，激清汰浊，复吸纳西医及我藏、蒙、维、回、苗、彝诸民族医术之精华；创新之道，在于今之科技，既用其器，亦参照其道，反思己之医理，审问之，笃行之，深化之，普及之，于普及中认知人体及环境古今之异，以建成当代国医理论。欲达于斯境，或需百年欤？予恐西医既已醒悟，若加力吸收中医精粹，促中医西医深度结合，形成21世纪之新医学，届时"制高点"将在何方？国人于此转折之机，能不忧虑而奋力乎？

予所谓深研之原典，非指一二习见之书、千古权威之作；就医界整体言之，所传所承自应为医籍之全部。盖后世名医所著，乃其秉诸前人所述，总结终生行医用药经验所得，自当已成今世、后世之要籍。

盛世修典，信然。盖典籍得修，方可言传言承。虽前此50余载已启医籍整理、出版之役，惜旋即中辍。阅20载再兴整理、出版之潮，世所罕见之要籍千余部陆续问世，洋洋大观。

今复有"中医药古籍保护与利用能力建设"之工程，集九省市专家，历经五载，董理出版自唐迄清医籍，都 400 余种，凡中医之基础医理、伤寒、温病及各科诊治、医案医话、推拿本草，俱涵盖之。

噫！璐既知此，能不胜其悦乎？汇集刻印医籍，自古有之，然孰与今世之盛且精也！自今而后，中国医家及患者，得览斯典，当于前人益敬而畏之矣。中华民族之屡经灾难而益蕃，乃至未来之永续，端赖之也，自今以往岂可不后出转精乎？典籍既蜂出矣，余则有望于来者。

谨序。

第九届、十届全国人大常委会副委员长

许嘉璐

二〇一四年冬

王 序

中医学是中华民族在长期生产生活实践中，在与疾病作斗争中逐步形成并不断丰富发展的医学科学，是中国古代科学的瑰宝，为中华民族的繁衍昌盛作出了巨大贡献，对世界文明进步产生了积极影响。时至今日，中医学作为我国医学的特色和重要医药卫生资源，与西医学相互补充、相互促进、协调发展，共同担负着维护和促进人民健康的任务，已成为我国医药卫生事业的重要特征和显著优势。

中医药古籍在存世的中华古籍中占有相当重要的比重，不仅是中医学术传承数千年最为重要的知识载体，也是中医为中华民族繁衍昌盛发挥重要作用的历史见证。中医药典籍不仅承载着中医的学术经验，而且蕴含着中华民族优秀的思想文化，凝聚着中华民族的聪明智慧，是祖先留给我们的宝贵物质财富和精神财富。加强对中医药古籍的保护与利用，既是中医学发展的需要，也是传承中华文化的迫切要求，更是历史赋予我们的责任。

2010 年，国家中医药管理局启动了中医药古籍保护与利用能力建设项目。这既是传承中医药的重要工程，也是弘扬优秀民族文化的重要举措，不仅能够全面推进中医药的有效继承和创新发展，为维护人民健康作出贡献，也能够彰显中华民族的璀璨文化，为实现中华民族伟大复兴的中国梦作出贡献。

相信这项工作一定能造福当今，嘉惠后世，福泽绵长。

国家卫生和计划生育委员会副主任

国家中医药管理局局长

中华中医药学会会长

王国强

二〇一四年十二月

马 序

新中国成立以来，党和国家高度重视中医药事业发展，重视古籍的保护、整理和研究工作。自 1958 年始，国务院先后成立了三届古籍整理出版规划小组，分别由齐燕铭、李一氓、匡亚明担任组长，主持制定了《整理和出版古籍十年规划 (1962—1972)》《古籍整理出版规划（1982—1990)》《中国古籍整理出版十年规划和"八五"计划（1991—2000)》等，而第三次规划中医药古籍整理即纳入其中。1982 年 9 月，卫生部下发《1982—1990 年中医古籍整理出版规划》，1983 年 1 月，中医古籍整理出版办公室正式成立，保证了中医古籍整理出版规划的实施。2002 年 2 月，《国家古籍整理出版"十五"（2001—2005）重点规划》经新闻出版署和全国古籍整理出版规划领导小组批准，颁布实施。其后，又陆续制定了国家古籍整理出版"十一五"和"十二五"重点规划。国家财政多次立项支持中国中医科学院开展针对性中医药古籍抢救保护工作，文化部在中国中医科学院图书馆专门设立全国唯一的行业古籍保护中心，国家先后投入中医药古籍保护专项经费超过 3000 万元，影印抢救濒危珍、善、孤本中医古籍 1640 余种，开展了海外中医古籍目录调研和孤本回归工作。2010 年，国家财政部、国家中医药管理局安排国家公共卫生专项资金，设立了"中医药古籍保护与利用能力建设项目"，这是继 1982~1986 年第一批、第二批重要中医药古籍整理之后的又一次大规模古籍整理工程，重点整理新中国成立后未曾出版的重要古籍，目标是形成并普及规范的通行本、传世本。

为保证项目的顺利实施，项目组特别成立了专家组，承担咨询和技术指导，以及古籍出版之前的审定工作。专家组中的许多成员虽逾古稀之年，但老骥伏枥，孜孜不倦，不仅对项目进行宏观指导和质量把关，更重要的是通过古籍整理，以老带新，言传身教，培养一批中医药古籍整理研究的后备人才，促进了中医药古籍保护和研究机构建设，全面提升了我国中医药古籍保护与利用能力。

作为项目组顾问之一，我深感中医药古籍保护、抢救与整理工作的重要性和紧迫性，也深知传承中医药古籍整理经验任重而道远。令人欣慰的是，在项目实施过程中，我看到了老中青三代的紧密衔接，看到了大家的坚持和努力，看到了年轻一代的成长。相信中医药古籍整理工作的将来会越来越好，中医药学的发展会越来越好。

欣喜之余，以是为序。

中国中医科学院研究员

马继兴

二〇一四年十二月

校注说明

　　《易筋经》是一部介绍强身健力气功法的专著，其内涵丰富，图文并茂，融儒、释、道、医于一体。其书作者及成书年代尚无定论，清代道光年间始有刻本，各种抄本虽多，却均不相同，且不明其源。

　　本次校注整理以南京中医药大学图书馆所藏清代道光年间来章氏辑本衙藏版《易筋经》为底本。此本分上下二卷，上卷列有易筋总论，膜论，内壮论（揉法，采精华法，服药法，内壮丸药方，烫洗药水方，初月、二月、三月、四月行功法，行功轻重法，用功浅深法，两肋内外功夫，木杵木槌说，石袋说，五、六、七、八、月行功法，九、十、十一、十二月行功法，配合阴阳法，下部行功法，行功禁忌，下部洗药方，用战，内壮神勇，炼手余功，外壮神勇八段锦，神勇余功，贾力运力势法）等内容；下卷为"图势""图说"和"附录"3 个部分。在《易筋经》传承与流变过程中，"十二图势"首见来章氏辑本。"十二图势"功法重视姿势、呼吸与意念的修炼，按人体十二经与任督二脉运行进行锻炼，以至气脉流注合度，无迟速痞滞的偏倚现象，是气功中的上乘功法。"十二图势"也是《易筋经》后来演变的重要依据和主要内容。目前刊本中此本影响最大，在《易筋经》版本流传中起到承上启下的作用，为"易筋经"功法最全之本。

　　《易筋经》一书深究则扑朔迷离，疑难甚多，又由于此书在历史上是一个被不断增演的文本，为了尽量保持《易筋经》早期的文本面貌，本次校注整理同时将现藏于中国中医科学院图书馆的黄竹斋所藏稿本（简称黄本），始藏于清嘉庆浙江萧山王端履的"老当益壮斋"、今藏于浙江省图书馆的抄本（简称浙图本），原出清初常熟钱遵王述古堂、今藏于台北台湾图书馆的"钱遵王本"（简称钱遵王本），以及浙江中医研究院图书馆所藏清代黑龙道人抄本（简称黑龙道人本）作为参校本进行校勘。

本次校注整理具体说明如下：

1. 因底本较诸参校本篇幅更多，黄竹斋所藏稿本与清代黑龙道人抄本皆无附录部分，浙图藏抄本只到"余伎"（即用战）止，钱遵王藏抄本只有上卷部分，故只对相同部分进行对校。

2. 采用现代标点方法，对底本进行标点。

3. 凡底本中的繁体字、异体字、古字，均改为规范简化字。通假字一律保留，并出校记说明。

4. 凡底本中因写刻导致的笔画之误字，予以径改，不出校。

5. 凡底本目录与正文不符者，视下述情况处理：正文正确而目录有误，据正文订正目录（目录出注）；目录正确而正文错漏，据目录订正正文（正文出注）；正文、目录均错者，目录、正文并改，只在目录出校。

6. 凡底本卷前有关名讳，如上卷前"西竺达摩祖师"等名讳，一并删去，不出注。

7. 书中的方位词"右"统一改为"上"，不出注。

8. 凡底本中引录他书文献者，作如下处理：个别字词出现明显错误或脱漏，照原书予以径改和添加，不出校注；脱漏较多，予以添加，并出校记。

9. 书中同一字多次错漏者，在首见处出校记，余者不出校记。

10. 对个别冷僻字词加以注音和解释。注音采用汉语拼音注音加直音的方法。

11. 底本中有些药物现属于国家禁止使用的药材，为保持古籍版本的原貌，本校注对此不作删改。

12. 底本中因破损而致模糊的文字，据校本直接补正，并出校记。

李　序①

　　后魏孝明帝太和年间②，达摩大师③自梁适④魏，面壁⑤于少林寺。一日，谓其徒众曰："盍⑥各言所知，将以占乃诣⑦？"众因⑧各陈其进修。师曰"某得吾皮""某得吾肉""某得吾骨"⑨，惟于慧可⑩曰"尔得吾髓"云云。后人漫⑪解之，以为

---

　　① 李靖序：原名"易筋经序上卷"，据原目录改。李靖（571—649），本名药师，京兆三原（今陕西三原县东北）人，唐初军事家，精通兵法，封卫国公，著有《李卫公兵法》《唐太宗李卫公问对》《李靖六军镜》等，但大都已失传。今传于世的《唐太宗李卫公问对》（或称《李卫公问对》），乃借用李靖之名的宋人之作。此序疑是伪作。

　　② 后魏孝明帝太和年间：后魏，即北魏，南北朝时期鲜卑族拓跋珪（魏道武帝）建立于386年，至534年分裂为东魏与西魏，历20帝，凡148年。孝明帝，指元诩，于516～528年在位；太和，乃后魏孝文帝元宏的第三个年号（477—499），而非孝明帝之年号，根据达摩大师自梁适魏的时间当为孝明帝之时。

　　③ 达摩大师：达摩（梵文名Bodhi dharma，? —536），全名"菩提达摩"，相传为南天竺国人（即南印度人）。原名"菩提多罗"，后入佛门，成为般若多罗尊二十七祖的徒弟，遂改名。南朝梁武帝时期来中国传教，是中国禅宗始祖。

　　④ 适：前往。

　　⑤ 面壁：佛教语。面对墙壁，端坐静修。也称坐禅。

　　⑥ 盍：何不。

　　⑦ 将以占乃诣：请来推测你们的学业程度。将（qiāng枪），请。占，推测。乃，你们的。诣，（学业或技艺）所达到的程度。浙图本作"以识尔等之功行"。

　　⑧ 因：原作"曰"，据黄本改。

　　⑨ 某得吾骨：浙图本其后有"某得吾毛肤"语。

　　⑩ 慧可：又名僧可、神光。慧可（487—593）为少林寺著名僧人，40岁时拜达摩为师，随之从学6年，为达摩高徒，被授以《楞伽经》四卷，后尊其禅宗二祖。

　　⑪ 漫：随意。

入道之浅深耳，盖不知其实有所指，非漫语也。迨①九年功毕，示化②，葬熊耳山③脚，乃遗只履而去。后面壁处碑砌坏于风雨，少林僧修葺之，得一铁函，无封锁，有际会④，百计不⑤能开。一僧悟曰："此必胶之固也，宜以火。"函遂开⑥，乃镕蜡满注而四着故也。得所藏经二帙⑦，一曰⑧《洗髓经》，一曰《易筋经》。《洗髓经》者，谓人之生⑨感于爱欲，一落有形，悉皆滓秽，欲修佛谛⑩，动障真如⑪。五脏六腑、四肢百骸，必先一一洗涤净尽，纯见清虚，方可进修，入佛智⑫地。不由此径⑬，进修无基，无有是处。读至此，然后知向者⑭所谓"得髓者"，非譬喻也。"易筋"⑮者，谓髓骨之外、皮肉之内，莫非

---

① 迨（dài 待）：等到。

② 示化：死的委婉说法。黑龙道人本、浙图本作"脱化"，义同。

③ 熊耳山：在今河南陕县。达摩圆寂后葬熊耳山，立塔于空相寺（原名定林寺，又称熊耳山寺）。

④ 际会：缝隙。

⑤ 百计不：底本磨灭，据黄本、浙图本补。

⑥ 函遂开：底本磨灭，据黄本、浙图本补。

⑦ 二帙（zhì 志）：底本磨灭，据黄本、浙图本补。帙，书套，此指装在书套中的书。

⑧ 一曰：底本磨灭，据黄本、浙图本补。

⑨ 人之生：底本磨灭，据黄本、浙图本补。

⑩ 谛：佛教语，指真实无谬的道理。佛教中有"二谛""三谛"及"四谛"之说。

⑪ 真如：佛教语，指不变的最高真理或本体。

⑫ 佛智：佛陀的智慧。

⑬ 径：原作"经"，据黄本改。

⑭ 向者：从前。

⑮ 易筋：指进行身体筋骨气血方面的修练。

筋连络周身，通行血气。凡属后天，皆其提挈，借假修真，非所赞襄①，立见颓靡。视作泛常②，曷臻极至③？舍是不为，进修不力，无有是处。读至此，然后知所谓皮、肉、骨者，非譬喻，亦非漫语也。《洗髓经》帙归于慧可，附衣钵，共作秘传，后世罕见。惟《易筋经》留镇少林，以永师德。第其经字皆天竺文④，少林诸僧不能遍译。间亦译得十之一二，复无至人口传密秘，遂各逞己意，演而习之，竟趋旁径⑤，落于枝叶⑥，遂失作佛真正法门。至今少林僧众谨⑦以角艺⑧擅场⑨，是得此经之一斑也。众中一僧具超绝识念，惟达摩大师既留圣经，岂惟小技？今不能译。当有译者，乃怀经远访，遍历山岳。一日抵蜀，登峨嵋山，得晤⑩西竺⑪圣僧般剌密谛⑫，言及此经，并陈

---

① 赞襄：帮助。

② 泛常：寻常。

③ 曷（hé 何）臻（zhēn 真）极至：怎么达到最佳境界。臻，达到。

④ 天竺文：即印度文。

⑤ 趋旁径：底本磨灭，据黄本、浙图本补。

⑥ 枝叶：黄本、浙图本均作"技艺"。

⑦ 谨：黄本、浙图本均作"仅"，应是。

⑧ 角艺：较量才能或武艺。

⑨ 擅场：谓强者胜过弱者，专据一场。后谓技艺超群。《文选·张衡〈东京赋〉》："秦政利觜长距，终得擅场。"薛综注："言秦以天下为大场，喻七雄为斗鸡，利喙长距者终擅一场也。"

⑩ 晤：原作"悟"，据文义与黑龙道人本、浙图本改。

⑪ 西竺：亦称天竺，即印度。

⑫ 般剌密谛：或作"般剌蜜谛"，梵文名 Pramiti，古代中印度僧人，生平不详，相传于唐中宗神龙元年（705）于广州诵译《大佛顶首楞严经》十卷，并传《易经筋》《洗髓经》。

来意。圣僧曰："佛祖心传，基先于此。然而经文不可译，佛语渊奥也；经义可译，通凡达圣也。"乃一一指陈，详译其义。且止①僧于山，提挈进修，百日而凝固，再百日而充周，再百日而畅达，得所谓金刚坚固地②，驯③此入佛智地，洵④为有基筋矣。僧志坚精，不落世务，乃随圣僧化行海岳，不知所之。徐鸿客⑤遇之海外，得其秘谛。既授于虬髯客⑥，虬髯客复授于予。尝试之，辄奇验，始信语真不虚。惜乎未得"洗髓"⑦之秘，观游佛境，又惜立志不坚，不能如僧不落世务，乃仅借六花⑧小技以勋伐⑨，终中怀愧歉也。然则，此经妙义世所未闻，谨序其由，俾知颠末。企望学者务期作佛，切勿要⑩区区⑪作人

---

① 止：挽留。

② 金刚坚固地：语本《大方广佛华严经》："其地坚固，金刚所成。"金刚，意谓至刚至坚之义，佛教中用来称护法神。坚固地，心念不变不动之境界。

③ 驯：循序渐进。

④ 洵：诚然。

⑤ 徐鸿客：隋代道士。黑龙道人本、浙图本作"徐洪客"。

⑥ 虬髯（qiúrán 求然）客：原为唐末五代杜光庭所撰《虬髯客》中的传奇人物，即唐代侠士张仲坚，与李靖同时代人，《神仙感遇传》载有《虬髯客传》。黑龙道人本、浙图本作"虬髯公"。

⑦ 洗髓：指进行思想意识和道德行为方面的修练。

⑧ 六花："六"原作"少"，据文义与黄本、浙图本改。古代兵阵，据说创自李靖。宋·高似孙《子略》："诸儒多称诸葛武侯八阵，唐李卫公六花，皆出乎此。"明·赵本学《续武经总要》卷三中录有诸多"唐李靖六花阵记"，如"六花阵图""六花布列车骑图""六花教阅图"及"六花方阵图"等。

⑨ 勋伐：功绩。

⑩ 要：黄本、浙图本均作"效"。

⑪ 区区：自称的谦辞。

间事业也。若各能作佛，乃不负达摩大师留经之意。若曰勇足以名世，则古之以力闻者多矣，奚足录哉？

时唐贞观二载①春三月三日李靖药师甫

---

① 贞观二载：即公元 628 年。贞观，唐太宗年号。清乾嘉学者凌廷堪《校礼堂文集·与程丽仲书》提出，唐代除明皇天宝和肃宗乾元年间曾名"年"为"载"外，所有年号均称"年"，没有称"载"者。"李靖序"末记"唐贞观二载"，其伪可知。

牛　序①

　　予武人也。目不识一字②，好弄长枪大剑，盘马弯弓③以为乐。值中原沦丧，徽钦北狩④，泥马渡河⑤，江南多事，予因应我少保岳元帅⑥之幕，署⑦为裨将，屡上战功，遂为大将。忆昔年奉少保将令出征，后旋师还鄂，归途忽见一游僧，状貌奇古，类阿罗汉⑧像，手持一函入营，嘱予致少保。叩其故，僧曰："将军知少保有神力乎？"予曰："不知也，但见吾少保能挽百石之弓⑨耳。"僧曰："少保神力天赋之欤？"予曰："然。"僧曰："非也，予授之耳。少保少尝从事⑩于予，神力成功。予嘱

---

　　①　牛皋序：原名"易筋经内外神勇序"，据原目录改。牛皋（1087—1147），南宋将领，字伯远，汝州鲁山（今属河南）人。随岳飞屡建战功，官至承宣使，后任荆湖南路马步军副总管，被秦桧使人害死。此序疑为伪作。

　　②　目不识一字：黑龙道人本、浙图本作"少未深于文章"。

　　③　盘马弯弓：驰马盘旋，张弓射箭。语出唐·韩愈《雉带箭》。

　　④　徽钦北狩：即宋徽宗、宋钦宗被俘北上的委婉之辞。靖康元年（1126）冬，金军攻破北宋京城东京（今河南开封），次年四月，俘徽宗、钦宗及宗室、后妃等数千人北去，北宋遂亡。

　　⑤　泥马渡河：旧说北宋末康王赵构出使金营，逃脱南下，得神人助以马匹逃过黄河脱险，事后知为神庙中泥塑之马。见南宋程卓《使金录》和《大宋宣和遗事》。

　　⑥　少保岳元帅：即岳飞。岳飞于宋高宗绍兴十年（1140）加封为太子少保，因称。

　　⑦　署：代理、暂任或试充官职。

　　⑧　阿罗汉：佛教用以称断绝嗜欲，解脱烦恼，修得小乘果的人。

　　⑨　挽百石（dàn旦）之弓：黄本作"挽百石强弓"，黑龙道人本、浙图本作"挽百钧神弓"。形容有万钧之力。

　　⑩　事：黄本、黑龙道人本、浙图本并作"学"。

其相随入道，不之信，去而作人间勋业事。名虽成，志难竟，天也，运也，命也，奈若何？今将及矣！烦致此函，或能返省获免①。"予闻言，不胜悚异②。叩姓氏，不答，叩所之，曰西访达师③。予惧其神威，不敢挽留，竟飘然去。少保得函，读未竟，泣数行下，曰："吾师神僧也，不吾待④，吾其休矣。"因从襟袋中出⑤册付予，嘱曰："好掌此册，择人而授，勿使进道法门斩焉⑥中绝，负神僧也。"不数月，果为奸相所构⑦。予心伤于少保冤愤莫伸，视功勋若粪土，因无复人间之想矣。念少保之嘱不忍负，恨武人无巨眼，不知斯世谁具作佛之志，堪传此册者。择人既难，妄传无益。今将此册藏⑧于嵩山石壁之中，听有道缘者自得之，以衍进道之法门，庶⑨免妄传之咎，可酬对少保于天上矣！

　　时宋绍兴十二年鄂镇大元帅少保岳麾下宏毅将军汤阴⑩牛皋鹤九甫序

---

① 免：黑龙道人、浙图本其后并有"其厄"二字。
② 悚（sǒng 耸）异：指令人害怕并感到奇异的事情。悚，形容害怕。
③ 达师：黑龙道人本、浙图本作"达摩师"。
④ 不吾待：不与我相见。待，相见。
⑤ 出：黄本、黑龙道人本、浙图本其后均有"一"字。
⑥ 斩焉：断绝貌。
⑦ 构：陷害。
⑧ 藏：原作"传"，据黑龙道人本、浙图本改。
⑨ 庶：希望。
⑩ 汤阴：岳飞的故里。今属河南。原作"阴阳"，据黑龙道人本、浙图本改。

目 录

---

① 两肋内外功夫：“肋”原作“筋”，据正文标题改。黄本作“两肋分内外功夫”。

易
筋
经

二

---

① 十八炼录：原目录无，据正文标题补。

上　卷

总　论

　　译曰①：佛祖大意，谓登证果②者，其初基③有二，一曰清虚④，一曰脱换⑤。能清虚则无障，能脱换则无碍，无障无碍，始可入定出定⑥矣。知乎此，则进道有其基矣。所云清虚者，"洗髓"是也；脱换者，"易筋"是也。其"洗髓"之说，谓人之生感于情欲，一落有形之身，而脏腑、肢骸悉为滓秽所染，必洗涤净尽，无一毫之瑕障，方可步超凡入圣之门，不由此则进道无基。所言"洗髓"者，欲清其内，"易筋"者，欲坚其外。如果能内清静，外坚固，登圣域在反掌之间耳，何患无成？且云"易筋"者，谓人身之筋骨由胎禀而受之，有筋弛者，筋挛者，筋靡者，筋弱者，筋缩者，筋壮者，筋舒者，筋劲者，筋和

---

　　①　译曰：黄本作"般剌密帝译曰"。
　　②　证果：黑龙道人本、浙图本作"正果"。佛教用语。修道有所证悟，谓之证果。言其修行成功，学佛证得之果，与外道之盲修瞎炼所得有正邪之分，故又可曰正果。
　　③　初基：犹初始。
　　④　清虚：头脑清净虚灵（无杂念）。
　　⑤　脱换：脱胎换骨，即把血肉之躯换成金刚之身。黄本作"勇往"。
　　⑥　入定出定：佛家以静心打坐为入定，打坐完毕为出定。

者，种种不一，悉由胎禀。如筋弛则病，筋挛则瘦，筋靡则痿，筋弱则懈，筋缩则亡，筋壮则强，筋舒则长，筋劲则刚，筋和则康。若其人内无清虚而有障，外无坚固而有碍，岂许入道哉？故入道莫先于易筋以坚其体，壮内以助其外，否则道亦难期。其所言"易筋"者，"易"之为言大矣哉。易者，乃阴阳之道也，易即变化之"易"也。易之变化，虽存乎阴阳，而阴阳之变化实有存乎人。弄壶中之日月，搏掌上之阴阳。故二竖①系之在人，无不可易。所以为虚为实者易之，为寒为暑者易之，为刚为柔者易之，为静为动者易之。高下者易其升降，先后者易其缓急，顺逆者易其往来。危者易之安，乱者易之治，祸者易之福，亡者易之存。气数②者，可以易之挽回；天地者，可以易之反覆。何莫非易之功也？至若人身之筋骨，岂不可以易之哉？然筋，人身之经络也。骨节之外，肌肉之内，四肢百骸，无处非筋，无经非络，联络周身，通行血脉，而为精神之外辅。如人肩之能负，手之能摄，足之能履，通身之活泼灵动者，皆筋之挺然者也，岂可容其弛挛靡弱哉？而病瘦痿懈者，又宁许其入道乎？佛祖以挽回斡旋③之法，俾筋挛者易之以舒，筋弱者易之以强，筋弛者易之以和，筋缩者易之以

---

① 二竖：病魔。典出《左传·成公十年》。

② 气数：即气运、命运。

③ 斡（wò握）旋：扭转。

长，筋靡者易之以壮，即绵泥①之身可以立成铁石，何莫非易之功也，身之利也，圣之基也，此其一端耳。故阴阳为人握也，而阴阳不得自为阴阳；人各成其人也，而人勿为阴阳所罗。以血气之躯而易为金石之体，内无障，外无碍，始可入得定去，出得定来。然此着功夫亦非细故也，而功有渐次，法有内外，气有运用，行有起止。至药物器制②，火候③岁月，饮食起居，始终各有征验。其入斯门者，务宜先办香信④，次立虔心，奋勇坚往精进⑤，如法行持⑥而不懈，无不立跻⑦于圣域者云。

般刺密谛曰：此篇就达摩大师本意言易筋之大概，译而成文，毫不敢加以臆见，或创造一语。后篇行功法则，具详原经译义。倘遇西竺高明圣僧，再请琢磨可也。

膜　论

夫一人之身，内而五脏六腑，外而四肢百骸，内而精气与神，外而筋骨与肉，共成其一身也。如脏腑之外，筋

---

① 泥：原作"涟"，据黑龙道人本、浙图本改。

② 器制：此处指刀、枪、剑、戟等器械的制作使用等。

③ 火候：道教内丹修炼的节度。火为元神，候指阶段、节度，用神即意来掌握呼吸、运炼精气，就是火候。

④ 香信：指进香以示信奉。

⑤ 精进：佛教"六波罗蜜"（亦称"六度"）之一。谓坚持修善法，断恶法，毫不懈怠。

⑥ 行持：佛教语，乃精勤修行、持守佛法戒律。

⑦ 跻（jī机）：登。

骨主之，筋骨之外，肌肉主之，肌肉之内，血脉主之，周身上下动摇活泼者，此又主之于气也，是故修炼之功全在培养气血者为大要也。即如天之生物，亦不过①随阴阳之所至而百物生焉，况于人生乎？又况于修炼乎？且夫精气神虽无形之物也，筋骨肉乃有形之身也，此法必先炼有形者为无形之佐，培无形者为有形之辅，是一而二、二而一者也。若专培无形而弃有形则不可，专炼有形而弃无形则更不可。所以有形之身必得无形之气相倚而不相违，乃成不坏之体。设相违而不相倚，则有形者亦化而无形矣。是故炼筋必须炼膜，炼膜必须炼气，然而炼筋易而炼膜难，炼膜难而炼气更难也。先从极难极乱处立定脚根②，后向不动不摇处认斯真法，务培其元气，守其中气，保其正气，护其肾气，养其肝气，调其肺气，理其脾气，升其清气，降其浊气，闭其邪恶不正之气，勿伤于气，勿逆于气，勿忧思悲怒以损其气，使气清而平，平而和，和而畅达，能行于筋，串于膜，以至通身灵动，无处不行，无处不到。气至则膜起，气行则膜张，能起能张，则膜与筋齐坚齐固矣。如炼筋不炼膜，而膜无所主；炼膜不炼筋，而膜无所依；炼筋、炼膜而不炼气，而筋膜泥而不起；炼气而不炼筋膜，而气痿而不能宣达流串于经络。气不能流串，则筋不能坚固。此所谓参互其用，错综其道也。俟炼

---

① 过：原脱，据黑龙道人本、浙图本补。
② 根：黑龙道人本、浙图本作"跟"。

至筋起之后，必宜倍加功力，务使周身之膜皆能腾起，与筋齐坚，始为了当①。否则筋坚无助，譬如植物无土培养，岂曰全功也哉？

般剌密谛曰：此篇言易筋以炼膜为先，炼膜以炼气为主。然此膜人多不识，不可为②脂膜之膜，乃筋膜之膜也。脂膜，腔中物也；筋膜，骨外物也。筋则联络肢骸，膜则包贴骸骨。筋与膜较，膜软于筋；肉与膜较，膜劲于肉。膜居肉③之内、骨之外，包骨衬肉之物也。其状若此。行此功者必使气串于膜间，护其骨，壮其筋，合为一体，乃曰全功。

内 壮 论

内与外对，壮与衰对。壮与衰较，壮可久也；内与外较，外勿略也。内壮言坚，外壮言勇。坚而能勇，是真勇也；勇而能坚，是真坚也。坚坚勇勇，勇勇坚坚，乃成万劫不化之身，方是金刚之体矣。凡炼内壮，其则有三：一曰守此中道。守中者，专于积气也。积气者，专于眼耳鼻舌身意也。其下手之要，妙于用揉，其法详后。凡揉之时，宜解襟仰④卧。手掌着处，其一掌下胸腹之间，即名曰"中"。惟此"中"乃存气之地，应须守之。守之之法，

---

① 了当：停当。原作"子当"，据黑龙道人本、浙图本改。

② 为：认为。

③ 肉：原作"凡"，据黑龙道人本、浙图本改。

④ 仰：原作"何"，据黄本改。

在乎含其眼光，凝其耳韵，匀其鼻息，缄其口气，逸其身劳，锁其意驰，四肢不动，一念冥心，先存想①其中道，后绝其诸妄念，渐至如如不动②，是名曰"守"，斯为合式。盖揉在于是，则一身之精气神俱注于是，久久积之，自成其庚方③一片矣。设如杂念纷纷，驰想世务，神气随之而不凝，则虚其揉矣，何益之有？二曰勿他想。人身之中，精神气血不能自主，悉听于意，意行则行，意止则止。守中之时，意随掌下，是为合式。若或驰意于各肢，其所凝积精气与神随即走散于各肢，即成外壮而非内壮矣。揉而不积，又虚其揉矣，有何益哉？三曰待④其充周⑤。凡揉与守，所以积气。气既积矣，精神血脉悉皆附之，守之不驰。揉之且久，气惟中蕴而不旁溢。气积而力自积，气充而力自周，此气即《孟子》所谓：至大至刚，塞乎天地之间者，是吾浩然之气也。⑥ 设未及充周，驰意外走，散于四肢，不惟外壮不全，而内壮亦属不坚，则两无是处矣。

---

① 存想：古代气功的一种，其方式为凝心反省。唐·司马承祯《天隐子》："存谓存我之神，想谓想我之身。闭目即见自己之目，收心即见自己之心。心与目皆不离我身，不伤我神，则存想之渐也。"

② 如如不动：原作"如一不动"，据黄本、浙图本改。语出《金刚经》："不取于相，如如不动。"如如，永恒存在的真如。

③ 庚方：黑龙道人本、浙图本作"坚凝"。庚，坚强。

④ 待：原作"持"，据黄本、浙图本改。

⑤ 充周：指气充周身。

⑥ 至大至刚……浩然之气也：语出《孟子·公孙丑上》："敢问何谓浩然之气？曰：难言也。其为气也，至大至刚，以直养而无害，则塞于天地之间。"

般剌密谛曰：人之初生，本来原善。若为情欲杂念分去，则本来面目一切抹倒，又为眼耳鼻舌身意分损灵犀，蔽其慧性，以致不能悟道。所以达摩大师面壁少林九载者，是不纵耳目之欲也。耳目不为欲纵，猿马①自被其锁缚矣。故达摩得斯真法，始能只履西归而登正果也。此篇乃达摩佛祖心印②先基，真法在"守中"一句，其用在"含其眼光"七句。若能如法行之，则虽愚必明，虽柔必强，极乐世界③可立而登矣！

揉　法④

夫揉之为用，意在磨砺其筋骨也。磨砺者，即揉之谓也。其法有三段，每段百日。一曰揉有节候。如春月起功⑤，功行之时，恐有春寒，难以裸⑥体，只可解开襟。次行于二月中旬，取天道渐和，方能现身。下功渐暖⑦，乃为通便，任意可行也。二曰揉有定式。人之一身，右气左血。凡揉之法，宜从身右推向于左，是取推气入于血分，

① 猿马：指纷繁的杂念欲心。

② 心印：佛教语，又名密印。心者佛心，印者印可。禅宗不立文字，不依言语，只以心为印，直指人心。

③ 极乐世界：佛教指阿弥陀佛居住的地方。《阿弥陀经》："从是西方，过十万亿佛土，有世界名曰极乐。"

④ 揉法：古代按摩手法之一。揉，指矫而正之。

⑤ 起功：开始练功。起，开始。

⑥ 裸：原作"裹"，据黑龙道人本、浙图本改。

⑦ 下功渐暖：黄本作"下功为始，向后渐暖"。

令其通融。又取胃居于右，揉令胃宽，能多纳气。又取揉者右掌有力，用而不劳。三曰揉宜轻浅。凡揉之法，虽曰人功，宜法天义。天地生物，渐次不骤，气至自生，候至物成。揉若①法之，但取推荡，徐徐来往，勿重勿深，久久自得，是为合式。设令太重，必伤皮肤，恐生瘢痱，深则伤于肌肉筋膜，恐生热肿，不可不慎。

采精华法②

太阳之精，太阴之华，二气交融，化生万物。古人善采咽③者，久久皆仙，其法秘密，世人莫知。即有知者，苦无坚志，且无恒心，是为虚负居诸④，而成之者少也。凡行内炼者，自初功始，至于成功，以至终身，勿论闲忙，勿及外事。若采咽之功苟无间断，则仙道不难于成。其所以采咽者，盖取阴阳精华益我神智，凝滞渐消，清灵自长，万病不生，良有大益。其法日取于朔⑤，谓与月初之交，其气方新，堪取日精；月取于望⑥，谓金水盈满⑦，其气正旺，堪取月华。

---

① 若：黄本、浙图本作"者"，应是。
② 采精华法：道家养生秘法。黄本作"日精月华"。
③ 采咽：采日月之精华而咽之。
④ 居诸：日月。指光阴。《诗·邶风·柏舟》有"日居月诸"语。
⑤ 朔：农历每月初一。
⑥ 望：农历每月月半。
⑦ 金水盈满：道教内丹理论认为农历每月十五日，月亮与太阳处于同一直线上，阴阳交融，其气正旺，故称"金水盈满"。金，即金乌，指太阳。水，即水月，指月亮。

设朔、望日遇有阴雨，或值不暇，则取初二、初三、十六、十七，犹可凝神补取。若过此六日，则日昃①月亏虚而不足取也。朔取日精，宜寅卯时高处默对，调匀鼻息，细吸光华，合②满一口，闭息凝神，细细咽下，以意送之，至于中宫③，是为一咽。如此七咽，静守片时，然后起行，任从酬应，毫无妨碍。望取月华，亦准前法，于戌亥时采吞七咽。此乃天地自然之利，惟有恒心者乃能享用之，亦惟有信心者④乃能取用之。此为法中之一部大功，切勿忽误也。

服药法

炼壮之功，外资⑤于揉，内资于药。行功之际，先服药一丸，约药入胃将化之时，即行揉功。揉与药力两相迎凑，乃为得法。过犹⑥不及，皆无益也。行功三日，服药一次，照此为常。

内壮药法

野蒺藜炒，去刺　白茯苓去皮　白芍药火煨，酒炒　熟地黄酒制　甘草⑦蜜炙　朱砂各五两，水飞　人参　白术土炒

---

① 日昃（zè 仄）：太阳偏西。
② 合：黄本、黑龙道人本、浙图本均作"令"。
③ 中宫：内丹术语，指中丹田，即膻中，在两乳头连线中间。
④ 者：原脱，据黑龙道人本、浙图本补。
⑤ 资：凭借。
⑥ 犹：黄本作"与"。
⑦ 甘草：原作"炙甘草"，据下文"蜜炙"删。

当归酒制　川芎各一两

共为细末，炼蜜为丸，重二钱，每服一丸，汤酒任下。一云多品合丸，其力不专，另立三方任用。

一方：野蒺藜①炒，去刺，炼蜜为丸，每服一钱或二钱。

一方：朱砂三分，水飞过，蜜水调下。

一方：茯苓去皮，为末，蜜丸或蜜水调下。或作块浸蜜中，久浸愈佳，约服一钱。

汤洗方

行功之时，频宜汤洗。盖取其盐能软坚，功力易入；凉能散火，不致骤热。一日一洗，或二日一洗，以此为常，功成则止。

地骨皮、食盐各宜量入煎水，乘热汤洗，则血气融和，皮肤舒畅矣。

初月行功法

初揉之时，拣择少年童子，更选揉之，一取力小，揉推不重，一取少年血气壮盛。未揉之先，服药②一丸，约药将化时即行揉法，揉与药力一齐运行，乃得其妙。揉时当解襟仰卧，心下脐上，适当其中，按以一掌，自右向左

---

① 野蒺藜：原作"蒺藜"。据上文与黄本改。

② 药：即指上文依"内壮丸药方"炼制的药丸。

揉之，徐徐往来均匀，勿轻而离皮，勿重而着骨，勿乱动游击，斯为合式。当揉之时，冥心内观，着意守中，勿忘勿助，意不外驰，则精气神皆附注一掌之下，是为如法火候。若守中纯熟，揉推匀净，正揉之际，竟能睡熟，更为得法，愈于醒守也。如此行时，约略一时，时不能定，则以大香①二炷为则，早午晚共行三次，日以为常。如少年火盛，只宜早晚二次，恐其太骤，致生他虞。行功既毕，静睡片时，清醒而起，应酬无碍。

二月行功法

初功一月，气已凝聚，胃觉宽大，其腹两旁筋皆腾起，各宽寸余，用气努②之，硬如木石，便为有验。两筋③之间，自心至脐，软而有陷，此则是膜较深于筋，掌揉不到，不能腾起也。此时应于前所揉一掌之旁，各揉开一掌，仍如前法，徐徐揉之，其中软处须用木杵④深深捣之，久则膜皆腾起，浮至于皮，与筋齐坚，全无软陷，始为全功。此揉捣之功，亦准二香，日行三次，以为常则，可无火盛之虞矣。

---

① 大香：古代炼功时所焚檀香，有两种效用：一是计时，一炷香为半个时辰（一个小时）；二是檀香之性味，有通经、开窍、醒脑之功效。此处取前者意。

② 努：鼓胀。

③ 筋：黄本、浙图本并作"肋"。

④ 木杵：木杵以及"三月行功法"所用的木槌，乃行功工具，详见"木杵木槌说"及下卷"木杵木槌图"。

三月行功法

功满两月，其间陷处至此略起，乃用木槌①轻轻打之。两旁所揉各宽一掌处，却用木槌如法捣之。又于其旁至两筋②稍各开一掌，如法揉之，准以二香为则，日行三次③。

四月行功法

功满三月，其中三掌皆用搥打，其外二掌先捣后打，日行三次，俱准二香。功逾百日，则气满筋坚，膜亦腾起，是为有验。

行功轻重法

初行功时以轻为主，必须童子，其力平也。一月之后其气渐盛，须有力者渐渐加重，乃为合宜。切勿太重，以致动火，切勿游移，或致④伤皮，慎之慎之！

用功浅深法

初功用揉，取其浅⑤也。渐次加力，是因⑥气坚，稍为

---

① 木槌：本节两处"木槌"，黑龙道人本、浙图本前作"木杵"，后作"木槌"。据文意，两处行功工具疑应不同。

② 筋：黄本、浙图本并作"肋"。

③ 日行三次：黑龙道人本、浙图本作"日日以早、午、晚三次"。

④ 致：原作"约"，据黄本、浙图本改。

⑤ 浅：谓刺激作用较浅。

⑥ 因：原作"恩"，据黄本、浙图本改。

增重，仍是浅也。次功用捣，方取其深。再次用打，打外虽尚属浅，而震入于内则属深。俾内外皆坚，方为有得。

两肋内外功夫

功逾百日，气已盈满，譬之涧水平岸浮堤，稍为决道，则奔放他之，无处不到，无复在涧矣。当此之时，切勿用意引入四肢。所揉之外，切勿轻用槌杵捣打。略有引导，则入四肢，即成外涌①，不复来归行于骨内，不成内壮矣。

冥②入内之法，为一③石袋，自从心口至两肋稍、骨肉之间密密捣之，兼用揉法，更④用打法，如是久久，则所积盈满之气循之入骨。有此则不外溢，始成内壮矣。内外两支⑤于此分界，极当辨审，不令⑥其中稍有夹杂。若轻用引弓挐⑦拳打扑等势，则气趋行于外，永不能复入内矣，慎之慎之！

木杵木槌说

木杵、木槌皆用坚木为之，降真香为最佳，文楠、紫檀

---

① 涌：原作"勇"，黄本亦同，据文义改。
② 冥：黄本、黑龙道人本、浙图本均无，疑衍。
③ 为一：黄本作"乃用"，黑龙道人本、浙图本作"乃盛"。
④ 更：黄本作"并"，黑龙道人本、浙图本作"兼"。
⑤ 支：黄本、黑龙道人本、浙图本均作"歧"。
⑥ 不令：原作"倘"，据黄本改。
⑦ 挐（ná 拿）：黄本作"弩"，黑龙道人本、浙图本作"努"。

次之，花梨、白檀、铁梨又次之。杵长六寸，中径五分，头圆尾尖，即为合式。槌长一尺，围圆四寸，把细顶粗，其粗之中处略高少许，其高处着肉而两头尚有闲空，是为合式。

石袋说

木杵、木槌用于肉处，其骨缝之间悉宜石袋打之。取石头要圆净，全无棱角，大如葡萄，小如榴子。生于水中者，乃堪入选。生于山中者燥，燥则火易动，土中者郁，郁则气不畅，皆不选也。若棱角尖硬，定伤筋骨，虽产诸水，亦不可选。袋用细布缝作圆筒，如木杵形圆，其颈大者约长八寸，其次六寸，再次五寸。大者石用一斤，其次十二两①，小者半斤，分置袋中，以指挑之，挨次扑打，久久行之，骨缝之间膜皆坚壮也。

五、六、七、八月行功法

功逾百日，心下两旁至两肋②之稍，已用石袋打而且揉矣。此处乃骨缝③之交，内壮、外壮在此分界。不于此处导引向外，则其积气即向骨缝中行矣，气循打处逐路而行，宜自心口④打至于颈，又自肋稍打至于肩，周而复始，

---

① 十二两：旧制重量单位，一市斤合十六两。
② 肋：黄本作"胁肋"，黑龙道人本、浙图本并作"胁"。
③ 骨缝：黄本作"皮骨"，黑龙道人本、浙图本作"骨肉"。
④ 口：原作"日"，据黄本、黑龙道人本、浙图本改。

切不可逆打。日行三次，共准六香，勿得间断。如此百日，则气满前怀，任脉充盈，功将半矣。

九、十、十一、十二月行功法

功至二百日，前怀气满，任脉充盈，则宜运入脊后，以充督脉。从前之气已至肩颈，今则自肩至颈照前打法，兼用揉法，上循玉枕，中至夹脊，下至尾闾，处处打之，周而复始，不可倒行。脊旁软处，以掌揉之，或用槌、杵随便捣打。日准六香，其行三次。或上或下，或左或右，揉打周遍。如此百日，气满脊后，能无百病，督脉充满。凡打一次，用手遍搓，令其均润。

配合阴阳法

天地一大阴阳也，阴阳相交而后万物生；人身一小阴阳也，阴阳相交而后百病无。此亦阴阳互用之妙，气血交融，自然无病。无病则壮，其理分明。然行此功，亦借阴阳交互之义，盗天地万物之元机①也，如此却病。凡人身中，其阳衰者多患痿弱虚惫之疾，宜用童子、少妇依法揉之，盖以女子外阴而内阳②，借取其阳以助我之衰，自然之理也；若阳盛阴衰者，多患火病，宜用童子、少男，盖

① 元机：犹天机，造化的奥秘。

② 外阴而内阳：原作"外阳而内阴"，据黄本、黑龙道人本、国图本、浙图本改。

以男子外阳而内阴，借取其阴以制我之阳盛，亦是元机。至于无病之人行此功者，则从其便。若用童男、少女相间揉之，令其阴阳和①畅，行之更妙。

下部行功法

积气至三百余日②，前后任、督二脉悉皆充满，再行此下部功夫，令其通贯。盖以任、督二脉，人在母胎时原自相通，出胎以后，饮食出入，隔其前后通行之道。其督脉自上龈循顶行脊③间，至尾闾，其任脉自承浆循胸行腹，下至会阴，两不相贯。今④行此下部之功则气至，可以通接而交旋矣。

行此功夫，其法在两处，其目有十段。两处者，一在睾丸，一在玉茎⑤。在睾丸曰攒⑥，曰挣，曰搓，曰拍；在玉茎曰咽，曰捽⑦，曰握，曰洗，曰束，曰养。以上十字，除咽、洗、束、养外，余六字皆用手行功，皆自轻至重，自松至紧，自驰至安，周而复始，不计其数，日以六香，分行三次，百日成功，则其气充满，超越万物矣。凡攒、

---

① 和：原作"各"，据黄本、黑龙道人本、浙图本改。
② 日：原作"口"，据黄本、黑龙道人本、浙图本改。
③ 脊：原作"食"，据黄本、黑龙道人本、浙图本改。
④ 今：原作"合"，据黄本改。
⑤ 玉茎：即阴茎。
⑥ 攒：疑作"攥"。攥，即用手紧握。
⑦ 捽（zuó 昨）：即用手力揪。

挣、拍、摔、握、搓六字，皆手行之，渐次轻重。若咽，则初行①之始，先吸二口清气②，以意咽下，默送至胸；再吸一口，送至脐间，又吸一口，送至下部行功处，然后乃行攒、挣等功。握字功，皆用努气至顶，方为有得，日以为常。洗者，用药水逐日荡③洗一次，一取透④和气血，一取苍者⑤皮肤。束字者，功毕洗毕，用软帛作绳束其根茎，松紧适宜，取其常伸不屈之意。养者，功成物壮，百战胜人，是其本分。犹恐其嫩，或致他虞，先用旧鼎⑥时或养之。养之者，宜安闲温养，切勿驰骋，务令惯战，然后能无敌矣。行满百日，久久益佳，弱者强，柔者刚，缩者长，病者康，居然烈丈夫。虽木石、铁槌，亦无所惮。以之鏖战，应无敌手，以之采取，可得元珠⑦，以之延嗣，则百斯男，吾不知天地间更有何药大于是法？

行功禁忌

自上部初功起至此，凡三百余日，勿多进内⑧，盖此

---

① 行：黄本其后有"功"字。

② 二口清气：黄本、黑龙道人本、浙图本并作"清气一口"。

③ 荡：黄本、黑龙道人本、浙图本并作"烫"。

④ 透：黄本、黑龙道人本、浙图本并作"通"。

⑤ 者：黄本、黑龙道人本、浙图本并作"老"。

⑥ 鼎：房中术语。古代房中养生家将女子称为炉鼎，以与之行房中气功导引及采补之术，而炼自身之内丹以祈长寿。

⑦ 元珠：指内丹。

⑧ 内：指男女房事。

功以积气为主，而精神随之。初功百日内全宜忌之；百日功毕后方可内一次，以疏通其留滞①，多不过二次，切不可三次；向后皆同此意。至行下部功时，五十日间疏放②一次，以去其旧③，令生其新，以后慎加保守。此精乃作壮之本，万勿浪用。俟功成气坚，收放在我，顺施在人，进内则其道非凡，不可以价值论也。

下部洗药方

行此下部功，当用药水日日汤洗，不可间断。盖取药力通气和血、苍老皮肤，又且解热退火，不致他变也。

法用：蛇床子、地骨皮、甘草，各量用煎汤，先④温后热，缓缓烫⑤之，日一二次，以为常则。

用 战⑥

精气与⑦神，炼至坚固，用立根基，希⑧仙作佛⑨，能勇精进也。设人缘未了，用之临敌对垒时，其切要处在于

---

① 留滞：原作"留澄"，据黄本、浙图本改。

② 疏放：指男女交媾之泄精。

③ 旧：原作"传"，据黄本、黑龙道人本、浙图本改。

④ 先：原作"洗"，据黄本、黑龙道人本、浙图本改。

⑤ 烫：原作"汤"，据黄本、黑龙道人本、浙图本改。

⑥ 用战：即房中术。炼功后精满气足，应惜精养气。

⑦ 与：原作"典"，据黑龙道人本、浙图本改。

⑧ 希：仰慕。

⑨ 佛：原作"仙"，据黑龙道人本、浙图本改。

意有所寄，气不外驰，则精自不狂，守而不走。设欲延嗣，则按时审候，应机而射，一发中的，无不孕者。设欲鏖战，则闭气存神，按队行兵，自能无敌。若于下炼之时，加吞剑①、吹吸等功相间行熟，则为泥水②采补，最上神锋也。

内壮神勇

壮有内外，前虽言分量，尚未究竟，此再明之。自行胁肋打揉之功，气入骨分，令至任督二脉气充遍满，前后交接矣。尚未见力，何以言勇？盖以气未到手也。法用石袋照前打之。先从③右肩以次打下，至于右手中指之背，又从肩背后打至大指、食指之背，又从肩前打至无名指、小指之背，后从肩里打至掌内大指、食指之稍，又从肩外打至掌内中指、无名指、小指之稍。打毕用手处处搓揉，令其匀和。日限六香，分行三次，时常汤洗，以疏气血。功毕百日，其气始透。乃行左手，仍准前法，功亦百日。至此则从骨中生出神力。久久加功，其臂腕、指掌迥异寻常，以意努之，硬如铁石。并其指可惯④牛腹，侧其掌可断牛头，然此皆小用之末技也。

---

① 吞剑：黑龙道人本、浙图本作"吞饮"。

② 泥水：本为道教的修炼之术，又称"泥水金丹"。作为房中术的采补，同样是道教不老成仙的重要方术，故亦称"泥水"。

③ 从：原作"用"，据黄本改。

④ 惯：义同"贯"，贯穿。

炼手余功

行功之后，余力炼手，其法常以热水频频汤洗。初温次热，最后大热，自掌至腕皆令周遍。汤毕不用拭干，即乘热摆撒其掌，以至自干。摆撒之际，以意努气，至于指尖，是生力之法。又以黑、绿二豆拌置斗中，以手插豆，不计其数。一取汤洗和其血气，一取二豆能去火毒，一取磨砺坚其皮肤。如此功久，则所积之气行至于手而力充矣，其皮肤筋膜两坚，着骨不软不硬。如不用之时，与常人无异，用时注意一努，则坚如铁石，以之御物，莫能当此。盖此力自骨中生出，与世俗所谓外壮迥不相同。内外之分，看筋可辨。内壮者，其筋条畅，其皮细腻，而其力极重；若外壮者，其皮粗老，其掌与腕，处处之筋尽皆盘结，状如蚯蚓[1]浮于皮外，而其力虽多，终无基本。此内外之辨也。

外壮神力八段锦[2]

内壮既得，骨力坚凝，然后可以引达于外。盖以其内有根基，由中达外，方为有本之学。炼外之功，概此八法，曰提，曰举，曰推，曰拉，曰揪，曰按，曰抓，曰

---

① 状如蚯蚓：原作"壮如蚯蚓"，据黄本改。
② 八段锦：指文中所列"八法"，而非传统气功学之"八段锦"。

盈①。依此八法，努力行之，各行一遍，周而复始，不计其数，亦准六香，日行三次，久久成功，力充周身。用时照法取力，无不响应，骇人听闻。古所谓手托城闸②，力能举鼎③，俱非异事。其八法，若逐字单行，以次相及，更为精专，任从其便。

神勇余功

内外两全，方称神勇。其功既成，以后常宜演炼，勿轻放逸④。一择园林诸树之中大而且茂者，是得木土旺相之气，与众殊也。有暇之时，即至树下，任意行功，或槌或扢⑤，或推拉踢拔，诸般作势，任意为之，盖取得其生气以生我力，而又取暇以成功也。一择山野挺立大石及秀润完好殊众⑥者，时就其旁，亦行推按种种字法，时常演之。盖木石得天地之钟英，我能取之，良有大用。稽古大舜，与木石居⑦，非慢然⑧也。

---

① 盈：黄本作"坠"。应是。

② 手托城闸：语出《说唐全传》雄阔海"手托城闸"。

③ 力能举鼎：语出《史记·项羽本纪》项羽"力能举鼎"。

④ 放逸：佛教用语。即放纵欲望而不精勤修习诸善之精神状态，此指不勤于修炼。

⑤ 扢（gǔ古）：擦拭。黄本作"托"。

⑥ 殊众：不同于众。

⑦ 稽古大舜与木石居：语本《孟子·尽心上》。

⑧ 慢然：黄本作"漫然"，应是。漫然，随便貌。

贾①力运力势法

　　其法用意蓄气，周身处处运之，立必挺直，彻②顶踵，无懈骨。卷肱，掌指稍屈，两足齐踵，相去数寸，立定；两手从上如按物难下状，凡至地转腕，从下托物难上，过其顶；两手则又攀物难下，而至肩际转腕，掌向外，微拳之，则卷肱，立如初，乃卷两肱开向后者三，欲令气不匿膺间也。却舒右肱拦之，欲右者以左逮于左之爪，相向矣。如将及之，则左手撑而极左，右手拉而却右。左射引满，右肱卷如初矣，则舒左肱拦，右手撑，左手扯且满以右法。左右互者各三之，则卷两肱，立如初。左手下附左外踝，踝掌兢劲相切也，则以右手推物，使左倾。倾矣，顾曳之，使右倚左肩际。如是者三之，则右手以下，以左法左推曳之。以右法者三之，则卷两肱，立如初，平股掇重③者，举势极则拔，盖至两乳旁而攀矣。握固④腹则⑤，左右间不附腹也。高下视脐之轮，则劈右拳，据右肩旁。一强物至左足外踵，转腕托上，托尽而肱且右直，则扳而

---

　　① 贾（gǔ古）：即求取之义。《国语·晋语》曰："谋于众，不以贾好。"

　　② 彻：通达。

　　③ 平股掇（duō多）重：指两手自然下垂至大腿旁，如有重物在手而用力举托。

　　④ 握固：内丹术术语。即屈拇指握四指，握拳牢固。《老子》曰："骨弱筋柔而握固。"

　　⑤ 则：疑作"侧"。

下至右肩际，拳之右拳，据右腰眼。左右互者各三之，徐张后两拳而前交，又指上举，势极则转腕。举者，掌下十指端上也；扳者，掌上十指端下也。又，掌上拱，手[①]项负筐，腋下皆为举扳焉。

就其势倒而左，几左，足外地，以前势起，倒而左右互者各三之。凡人倒左者，左膝微诎[②]也；倒右者，右膝微诎也。不诎者，法也。乃取盐汤壮温者，濯右手背，指濡之，平直右肱横挥之而燥，则濯左。左挥右燥，复左右互者各三之，挥且数十矣，自是两肱不复卷矣。乃蹬右足数十次，乃其期蹬以其踵，则抵之颈，以其趾或绊之也，则屹立敛足，举前踵顿地数十。已而两足蹲立，相去以尺，乃挥右拳前击数十，左之，乃仰卧，复卷肱如立时然，作振脊欲起者数十而功竣焉。

凡用势左右，必以其脊，但凡蓄气，必迄其功。凡功日二三次，必微饮后及食后一时行之。行之时则以拳遍自捶，勿使气有所不行。时揸[③]五指头捣户壁，凡按久而作木石声。为作屈肘前上之，屈拳前上之。卧必侧面，上手拳而杵席作卧，因其左右，其拳指握固。

---

① 手：疑作"首"。

② 诎（qū 曲）：弯曲。

③ 揸（zhā 扎）：把手指伸开。

下 卷

图 势

韦驮①献杵第一势

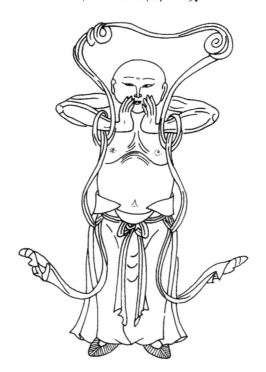

定心息气，身体立定，两手如拱，心存静极。

---

① 韦驮：又名韦驮天，本是婆罗门的天神，后被佛教吸收为护法神之
一，又称"韦驮菩萨"，其形象英俊轩昂，身披铠甲，手持金刚杵。

韦驮献杵第二势

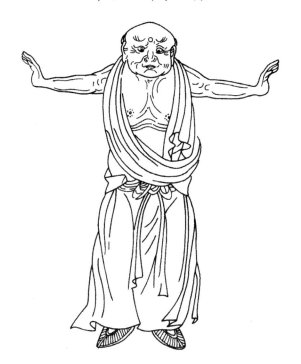

足指拄地，两手平开，心平气静，目瞪口呆①。

---

① 足指……口呆：原文无，据黄本补。

韦驮献杵第三势

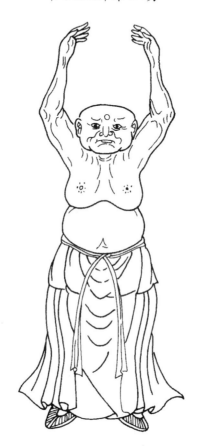

　　掌托天门①目上观，足尖著地立身端，力周腿肋浑如植，咬紧牙关不放宽，舌可生津将腭抵，鼻能调息觉心安，两拳缓缓收回处，用力还将挟重看。②

---

　　① 天门：指鼻子。《老子》第十章："天门开阖，能为雌乎？"河上公注："天门谓鼻孔，开谓喘息，阖谓呼吸也。"

　　② 掌托……重看：原文无，据黄本补。

摘星换斗势

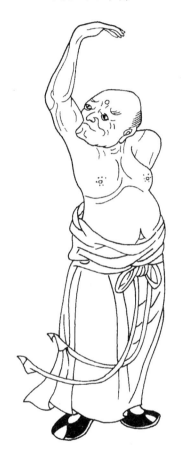

单手高举，掌须下覆，目注两掌，吸气不呼，鼻息调匀，用力收回，左右同之。

出爪亮翅势

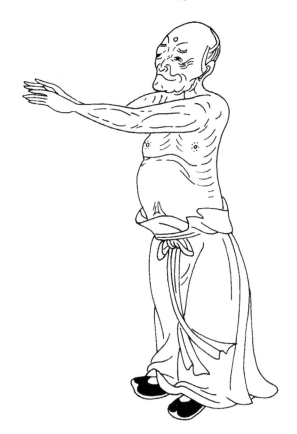

　　掌向上，分足，指拄地，两胁用力，并腿，立直，鼻息调匀，目观天门，牙咬[1]，舌抵上腭，十指用力，腿直，两拳收回，如挟物然。

---

　　[1]　牙咬：疑为"咬牙"。

倒拽九牛尾势

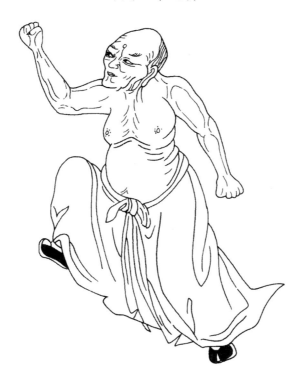

　　小腹运气空松，前跪，后腿伸直，二目①观拳，两膀
用力。

---

　①　目：原作"日"，据黑龙道人本改。

九鬼拔马刀势

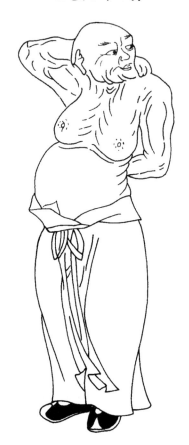

　　单膀用力夹抱颈项，自头收回，鼻息调匀，两膝立直，左右同之。

三盘落地势

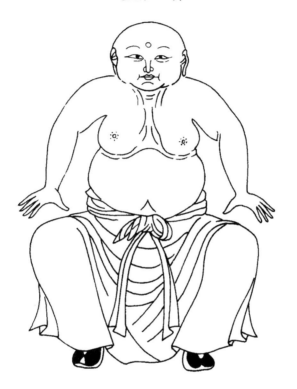

　　目注牙呲，舌抵上腭，睛瞪口裂，两腿分跪，两手用力抓地，反掌托起，如托千金①，两腿收直。

---

　　① 千金：疑作"千斤"。"千"原作"子"，据黑龙道人本改。

青龙探爪势

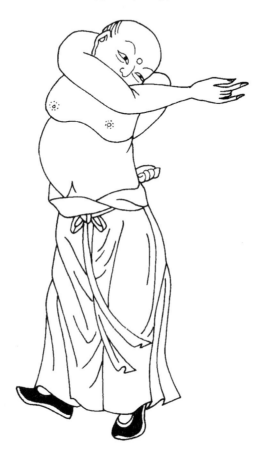

肩背用力，平掌探出，至地围收，两目注平。

卧虎扑食势

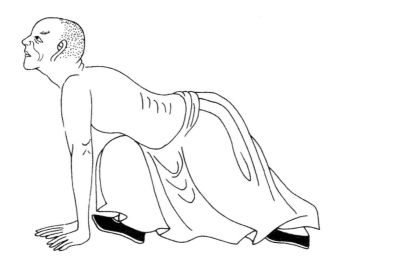

　　膀背十指用力，两足蹲开，前跪后直，十指拄地，腰平头昂，胸向前探，鼻息调匀，左右同之。

打躬势

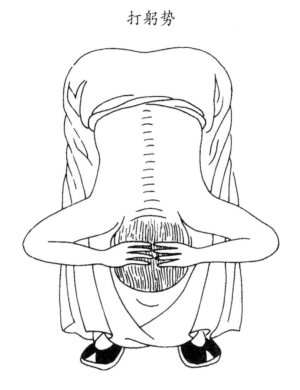

　　两肘用力夹抱后脑，头前用力探出，牙咬，舌抵上腭，躬身抵头至腿，两耳掩紧，鼻息调匀。

工^①尾势

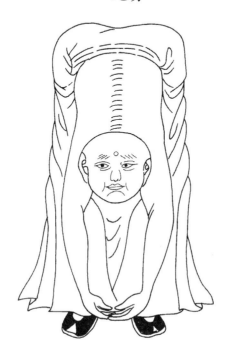

膝直膀伸躬鞠，两手交推至地，头昂目注，鼻息调
匀，徐徐取入，脚根顿地二十一次，左右膀伸七次。盘膝
静坐，口心相注，闭目调息，定静后起。

此功昉^②自释门，以禅定为主。将欲行持，先须闭目
冥心，握固神思，屏^③去纷扰，澄心调息，至神气凝^④定，

---

① 工：黄本作"掉"，黑龙道人本作"弓"。

② 昉（fǎng访）：起始。

③ 屏：（bǐng丙）：排除。

④ 凝：原作"疑"，据黑龙道人本改。

然后依次如式行之。必以神贯意注，毋得徒具其形。若心君妄动，神散意驰，便为徒劳其形，而弗获实效。初炼动式，必心力兼到，静式默数三十，数日渐加，增至百数为止。日行三次，百二十日成功。气力兼得，则可日行二次；气力能凝且坚，则可日行一次。务至意念不兴乃成。

图　说①

十八炼录②

搓膀腕法③

行功毕，先伸左膀，用人以两手合擎虎口，用力搓之，由渐而增。如初搓，以十数把，渐加至百把为度，右亦如之。务使两膀手腕发热透骨。

挞炼手足

初炼量力，缝做夹布口袋一个，装米砂五六十斤，悬挂架上。用功毕，常用掌推、拳击、足踢、脚蹬，务致动摇，仍用拳脚踢打。迎送日久，渐加砂袋斤重。

---

① 图说：原无，据目录补。

② 十八炼录：标题下无内容。

③ 搓膀腕法：内功术有多种搓膀腕法，此为内外一体的炼法，功成后不易退化，实属上乘。

炼指法

量自力之大小，拣圆净一二斤重石子一个，用五指抓拿。撒手掷下，不令落地，仍用手指赶抓。如是掷抓，初惟十数次，日久渐加次数暨石子斤数，则五指自觉有力矣。

又法，每于坐时，不拘时刻，以左右五指着座，微欠身躯，指自出力。无论群居独座①，皆可行之，日久自能见效。

---

① 座：义同"坐"。

附　录

玉环穴说

《天禄识余》①云："《铜人针灸图》载脏腑一身腧穴有玉环俞，不知玉环是何物。张紫阳②《玉清金华秘文》论神仙结丹处曰：心下肾上，脾左肝右，生门在前，密户居后，其连如环，其白如绵，方圆径寸，包裹一身之精粹，此即玉环。医者论诸种骨蒸，有玉房蒸③，亦是玉环。其处正与脐相对，人之命脉根蒂也。"

《言鲭》④云："一气之运行，出入于身中，一时凡一千一百四十五息，一昼夜计一万三千七百四十息。至人之息以踵⑤，存于至深渊默之中，气行无间，绵绵若存，寂然不动，与道同体。若盛气哭号，扬声吟诵，吹笛长歌，

---

① 天禄识余：清·高士奇撰。所引见《天禄识余·卷三·玉环俞》。

② 张紫阳：北宋道士，内丹学家。原名伯端（984—1082），后改用成，字平叔，号紫阳，浙江天台人。于熙宁八年作《悟真篇》，宣扬内丹修炼及道教、禅宗、儒家三教一理思想。道教奉其为南宗五祖之首，称紫阳真人。其晚期著有《玉清金笥青华秘文金宝内炼丹诀》，简称《玉清青华秘文》。

③ 玉房蒸：病名。隋·巢元方《诸病源候论·虚劳骨蒸候》曰："玉房蒸，男则遗沥漏精，女则月候不调。"玉房，内丹术语，谓精房，实指丹田。《养生书》曰："精藏于玉房，交接太数，则失精。"

④ 言鲭：清·吕种玉撰。所引见《言鲭·卷上·生气息》。

⑤ 息以踵：内丹术语，即踵息，指经过长期练习吐纳术后掌握深长呼吸，呼吸之气直达足踵。

多言伤气，皆非养生之道。"

《遵生八笺》① 曰："凡存心中有日象，大如钱，在心中，赤色有光芒，从心中上出喉，至齿间即不出，起回还胃中。如此长久，临目存见心中、胃中分明，乃吐气，讫，咽液三十九遍止。一日三为之，日出时、食时、日中时行之。一年除疾，五年身有光彩，十八年得道，日中行无影，辟百邪千灾之气。常存日在心，月在泥丸中，昼服日，夜服月。服月法：存月光芒白色，从脑中入喉，又复至齿而咽入胃。一云常存月，一日至十五日以前服，十五日以后不服，月减光芒，损天气，故即止也。"

经验药方

打虎状元丹

人参一两　鹿茸一对　朱砂四两　附子三两　远志八两
牛膝四两　木瓜四两　白蒺藜四两　肉苁蓉四两　巴戟四两
川乌四两　白茯苓四两　杜仲四两　麦冬四两　枣仁四两
天冬四两　砂仁四两　蛇床子四两　木香二两

共为细末，炼蜜为丸，每服一钱，或黄酒或盐汤下。

又方：

朱砂　当归各一两　白蒺藜四两　陈皮四两　甘草三钱
人参五钱　肉桂五钱　白术一两，炒　良姜四钱，滚水泡去

---

① 遵生八笺：明·高濂撰。全书十九卷，古代著名养生专著。所引见《遵生八笺·延年祛病笺·服日月光芒法》。

皮，夏用一钱　大附子一钱　连翘二钱　遂仁少许

夏，加茯苓二钱。上行，加川芎一钱；中行，加杜仲一钱；手行，加肉桂一钱；腿行，加牛膝一钱；脚行，加防己一钱。紫苏，夏加五钱，冬加一两。

共为细末，炼蜜为丸，白水下。

大力丸方

上蒺藜半斤，炒　全当归四两，酒炒　牛膝四两，酒炒　枸杞四两　鱼胶四两　续断四两　补骨脂四两，盐水炒　菟丝饼四两　螃蟹半斤，炒黄　虎头①四两，酥炙，要前腿骨

上药共为细末，炼蜜为丸，每服三钱，清晨黄酒下。

洗手仙方

川乌　草乌　南星　蛇床各一两　半夏　百部　花椒　狼毒　透骨草　藜芦　龙骨　海牙②　地骨皮　紫花地丁各一两　青盐③四两　硫黄一块，二两

醋五碗，水五碗，熬至七碗。每日荡洗，止用三料全效。历见壮筋骨药方，率④皆欲速见效。妄投猛烈药物，虽气力遽见增长，而致戕生⑤者颇多。是以余抄集经验方内，择其屡经屡验，药性平温不致决烈者，录之以为用功

---

① 虎头：即虎头骨。
② 海牙：疑作"海芋"。海芋，有毒。《本草纲目》曰："治瘴疟、毒肿、风癞。"
③ 青盐：卤化物类矿物石盐的结晶，具有凉血、明目等功效。
④ 率：大抵。
⑤ 戕（qiāng枪）生：即残害生命。

之一助云尔。

木杵图

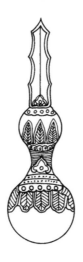

木杵长六寸，中径寸半，头圆尾尖，即为合式。

木槌图

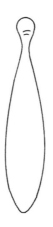

槌长一尺，围圆四寸，把细顶粗，其粗之中处略高少许，是为合式。

任脉之图

任脉者，起于中极之下，以上毛际，循腹里，上关元，至咽喉，属阴脉之海也，中行，凡二十四穴。

颐①前：

承浆一穴一名天池，在颐前唇下陷中，是阳明之会

颔下：

廉泉一穴在颔下结喉上舌本，阴维任脉之会，仰而取之

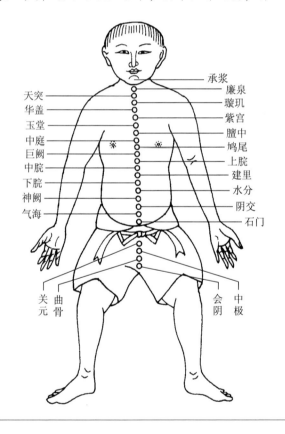

承浆
廉泉
璇玑
紫宫
膻中
鸠尾
上脘
建里
水分
阴交
石门

天突
华盖
玉堂
中庭
巨阙
中脘
下脘
神阙
气海

关元
曲骨
会阴
中极

---

① 颐（yí宜）：面颊。

膺腧：

天突一穴一名玉户，在顶结喉下四寸宛宛中

璇玑一穴在天突下一寸陷中

华盖一穴在璇玑下一寸

紫宫一穴在华盖下一寸六分

玉堂一穴一名玉英，在紫宫下一寸六分

膻中一穴一名包络，在玉堂下一寸六分，直两乳之中间

中庭一穴在膻中下一寸六分

腹中行：

鸠尾一穴在蔽骨之间，言其骨垂下如鸠状，故名。胸前蔽骨下五分，人无蔽骨者，从歧骨之际下行一寸是也

巨阙一穴在鸠尾下二寸，心之募①也

上脘一穴在巨阙下一寸五分，去蔽骨三寸，任脉、手太阳、足阳明之会也

中脘一穴在脐上四寸，胃募也。三阳、任脉之会，谓上纪也

建里一穴在中脘下一寸，下脘一穴在建里下一寸，足太阳、任脉之会，为幽门

水分一穴在下脘下一寸

神阙一穴在脐中，阴交一穴在脐下一寸

气海一穴一名映丁，名下肓，在阴交下五分

石门一穴在脐下一寸三分，膲②募，女子禁灸

---

① 募：原为"幕"，据文义改。下同。

② 膲（jiāo 焦）：即三焦。

关元一穴在脐下二寸，小肠募，谓下纪也，三阴任脉之中

中极一穴在脐下四寸，一名元气，足三阴之会

曲骨一穴在横骨上，中极下一寸毛际陷中①动脉处，足厥阴之会

会阴一穴在大便前小便后，一名尾翳②，两阴间是也

濒湖李时珍曰③：任为阴阳之海，其脉起于中极之下，少腹之内，会阴之分在两阴之间。上行而外出，循曲骨横骨上毛际陷中，上毛际，至中极脐下四寸，膀胱之募，同足厥阴、太阴、少阴，并行腹里，循关元脐下三寸，小肠之募，三阴任脉之会，历石门即丹田，一名命门，在脐下二寸，三焦募也、气海脐下一寸半宛宛中，男子生气之海，会足少阳、冲脉于阴交脐下一寸，当膀胱上口，三焦之募，循神阙脐中央、水分脐上一寸，当小肠下口，会足太阴于下脘脐上二寸，当胃下口，历建里脐上三寸，会手太阴、少阳、足阳明于中脘脐上四寸，胃之募也，上上脘脐上五寸、巨阙鸠尾下一寸，心之募也、鸠尾蔽骨下五分、中庭膻中下一寸六分、华盖璇玑下一寸、璇玑天突下一寸，上喉咙，会阴维于天突、廉泉天突在结喉下四寸宛宛中，廉泉在结喉上舌下中央，上颐，循承浆，与手

① 陷中：筋骨间的凹陷处。

② 尾翳：原为经穴别名。《灵枢·经脉》："任脉之别，名曰尾翳。"后《针灸甲乙经》等书列作鸠尾穴之别名。此疑作"屏翳"，会阴一别名曰"屏翳"。

③ 濒湖李时珍曰："濒湖"即李时珍的号，下文引自李时珍《奇经八脉考·任脉》。

足阳明、督脉会唇下陷中，环唇，上至下龈交，复出，分行循面，系两目下之中央，至承泣而终目下七分，直瞳子陷中二穴。凡二十七穴。

《难经》《甲乙经》并无循面以下之说。

任冲之别络，名曰尾翳，下鸠尾，散于腹，实则腹皮痛，虚则痒搔。《灵枢》经曰：缺盆之中，任脉也，名曰天突。其侧动脉人迎足阳明也。①

督脉之图

督脉者，起于下极之腧，并于脊里，上至风府，入脑上巅，循额至鼻柱，属阳脉之海也，中行，凡二十七穴。

鼻柱下：

素髎一穴在鼻柱上端

水沟一穴一名人中，在鼻柱下人中，督脉、手阳明之交会，上唇取之

兑端一穴在唇上端

龈交一穴在唇内齿上，督、任二脉之会

额上行：

神庭一穴直鼻上，入发际五分，督脉、足太阳、阳明三脉之会

上星一穴在神庭后，入发际一寸

囟会一穴在上星后一寸五分

---

① 缺盆之中……人迎足阳明也：语本《灵枢·本输第二》。

前顶①一穴在囟会后一寸五分

百会一穴一名三阳五会，在前顶②一寸五分，顶③中央旋毛中陷容豆，督脉、太阳之会交顶后至项

后顶一穴一名交冲，在百会后一寸五分

强间一穴一名大羽，在后顶后一寸五分

脑户一穴一名迎风，一名合颅，在枕骨上强后一寸五分，督脉、足太阳之会

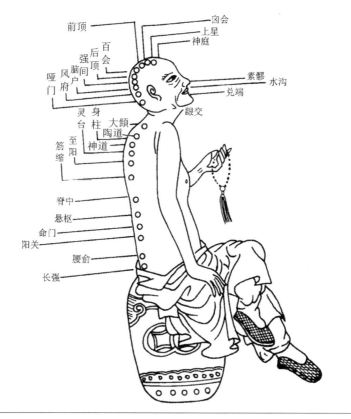

① 顶：原作"项"，据文义改。

② 顶：同上。

③ 顶：同上。

风府一穴一名舌本，入顶发际一寸，脑户后一寸五分，项大筋内宛宛中

哑门一穴

背脊下：

大颎①一穴在第一颎②，上陷中，三阳、督、任所发

陶道一穴在项大颎节下间，督脉、足太阳之会，俯而取之

身柱一穴在第三颎节下间，俯而取之

神道一穴在第五颎节下间，俯而取之

灵台一穴在第六颎节下间，俯而取之

至阳一穴在第七颎节下间，俯而取之

筋缩一穴在第九颎节下间，俯而取之

脊中一穴在第十一颎节下间，俯而取之，禁不可灸，令人伛偻③

悬枢一穴在第十三颎节下间，俯而取之

命门一穴在第十四颎节下间，俯而取之

阳关一穴在第十六颎节下间，俯而取之

腰俞一穴在第二十一颎节下间

长强一穴在脊骶端

濒湖李时珍曰④：督乃阳脉之海，其脉起于肾下胞中，

---

① 大颎（chuí 垂）：大椎穴别名。颎，原文为"颐"，疑误，据文义改。

② 颎：即脊椎骨，后作"椎"。

③ 伛偻（yǔlǚ 与旅）：腰背弯曲。

④ 濒湖李时珍曰：下文及后"濒湖又曰"均引自李时珍《奇经八脉考·督脉》。

至于少腹，乃下行于腰横骨围之中央，系溺孔之端。男子循茎下至篡①，女子络阴器合篡②间，俱绕篡后屏翳穴前阴后阴之间也。别绕臀至少阴，与太阳中络者合少阴，上股内廉，由会阳在阴尾尻骨③两旁各二穴。贯脊，会于长强穴，在骶骨端，与少阴会。并脊里上行，历腰俞二十一椎下、中枢十椎下、筋缩九椎下、至阳七椎下、灵台六椎下、神道五椎下、身柱三椎下、陶道大椎下、大椎一椎下，与手足三阳会合。上哑门项后入发际五分，会阳维，入系舌本，上至风府项后入发际一寸，大筋内，宛宛中，会足太阳、阳维同入脑中，循脑户在枕骨上、强间百会后三寸、后顶百会后一寸半，上巅，历百会顶中央旋毛中、前顶百会前一寸半、囟会百会前三寸，即囟门、上星囟会前一寸，至神庭囟会前二寸，直鼻上，入发际五分，为足太阳、督脉之会。循额中，至鼻柱，经素髎鼻柱头也、水沟即人中，会手足阳明，至兑端在唇上端。入龈交上齿缝中，与任脉、足阳明交会而终。凡三十一穴。

督脉别络自长强走任脉者，由小腹直上，贯脐中央，贯心，入喉，上颐环唇，上系两目之下中央，会太阳于目内眦睛明穴见阴跷下。上额，与足厥阴同会于巅，入络于脑。又别自脑下项，循肩胛，与手足太阳、少阳会于大杼

---

① 篡：中医人体部位名。《医宗金鉴·刺灸心法·周身名位骨度》："篡者，横骨之下，两股之前，相合共结之凹也。前后两阴之间，名下极穴，又名屏翳穴、会阴穴，即男女阴气之所也。"原作"幕"，据文义改。

② 篡：原作"纂"，据文义改。下句"篡"字同。

③ 尻骨：即尾骶骨。尻，臀部。

第一椎下两旁，去脊中一寸五分陷中。内挟脊，抵腰中，入循膂①络肾。《难经》曰：督脉、任脉四尺五寸，共合九尺。②《灵枢》经曰：颈中央之脉，督脉也，名曰风府。③

张洁古④曰：督者，都也，为阳脉之都纲⑤；任者，妊也，为阴脉之妊养。

王海藏⑥曰：阴跷、阳跷同起跟中，乃气并而相连；任脉、督脉同起中极之下，乃水沟而相接。

滑伯仁⑦曰：任督二脉一源二歧，一行于身之前，二行于身之后。人身之有任督，犹天地之有子午，可以分，可以合，分之以见阴阳之不离，合之以见浑沦之无间，一而二、二而一者也。

濒湖又曰：任督二脉，人身之子午也，乃丹家阳火阴

① 膂（lǔ旅）：脊梁骨。原作"齐"，据文义改。

② 督脉……共合九尺：语本《难经·二十三难》。

③ 颈中央之脉……名曰风府：语本《灵枢·本输第二》。

④ 张洁古：即张元素，字洁古，易水学派创始人，金代易州（今河北省易县）人，著有《医学启源》《脏腑标本寒热虚实用药式》《洁古家珍》《珍珠囊》等。其语张元素著作皆未见，引自李时珍《奇经八脉考·督脉》。

⑤ 纲：原作"刚"，据文义改。

⑥ 王海藏：即王好古，字进之，号海藏，元代医学家，赵州（今河北省赵县）人，著有《阴证略例》《汤液本草》《医垒元戎》《此事难知》等。其语及后"海藏又曰"在王好古著作皆未见，均引自李时珍《奇经八脉考·督脉》。

⑦ 滑伯仁：即滑寿，字伯仁，晚号樱宁生，元代医学家，祖籍襄城（今河南襄城县），后迁仪真（今江苏仪征县），又迁余姚（今浙江余姚县），著有《十四经发挥》《诊家枢要》《读素问钞》《滑寿脉诀》等。其语引自《十四经发挥》卷中《任脉》，文字稍有差异。

符升降①之道，坎水离火交媾②之乡。故魏伯阳③《参同契》云：上闭则称有，下闭则称无；无者以奉上，上有神德居。此两孔穴法，金气亦相须。崔希范④《天元入药镜》云：上鹊桥⑤，下鹊桥，天应星，地应潮，归根窍，复命关，贯尾闾，通泥丸。《大道三章直指》⑥云：修丹之士，身中一窍，名曰元牝⑦。正在乾之下，坤之上，震之西，兑之东。坎离交媾之乡，在人身天地之正中，八脉、九窍、十二经、十五络联辏，虚间一穴，空悬黍珠⑧，医书谓之任、督二脉。此元气之所由生，真息之所由起。修丹之士不明此窍，则真息不生，神化无基也。俞琰⑨注《参

① 阳火阴符升降：即道教内丹理论中的"进阳火，退阴符"，又称为进火退符、晨昏火候、火符升降等。进阳火，是指运用武火的功夫，以采取和提炼药物；退阴符，是指运用文火的功夫，以封固和闭存药物。

② 坎水离火交媾：即道教内丹理论中的"坎离交媾"，又称"取坎填离"，指练功者心火下降于肾，肾水上升于心，从而使水火相济。

③ 魏伯阳：东汉炼丹士。著有《周易参同契》，简称《参同契》。

④ 崔希范：唐朝人，号至一真人，撰有《天元入药镜》，该书论述道教丹法。

⑤ 鹊桥：道教内丹术语。即内丹术中所指人身上的部位，内丹术认为人在出生后，任督两脉已经中断，两脉之间原衔接之处，名为"鹊桥"。鹊桥有上下两处，上鹊桥是印堂（两眉间）、鼻窍处，一实一虚；下鹊桥是尾闾、谷道（肛门）处，亦一虚一实。

⑥ 大道三章直指：作者不详。"大道三章"即唐代王悬河《三洞珠囊》所曰"太上无极大道""无上至真之道"和"太平清约之道"。

⑦ 元牝：即玄牝。

⑧ 黍珠：又名黍米玄珠，为道教内丹术语，即金丹。

⑨ 俞琰：宋末元初道教学者，著有《周易集说》《易经考证》《易外别传》《周易参同契发挥》等。

同契》云：人身血气，往来循环，昼夜不停。医书有任、督二脉，人能通此二脉，则百脉皆通。《黄庭经》①曰：皆目心内运天经，昼夜存之自长生。天经吾身之黄道②，呼吸往来于此也。鹿运尾闾③，能通督脉，龟纳鼻息，能通任脉，故二物皆长寿。此数说皆丹家河车④妙旨也，而药物火候自有别传。

海藏又曰：张平叔⑤言，铅乃北方正气，一点初生之真阳，为丹⑥母，其虫为龟，即坎之二阴也，地轴也。一阳为蛇，天根也，阳生为子脏之命门，元气之所系，出入于此。其用在脐下，为天地之根，元牝之门，通厥阴，分三歧⑦，为三车⑧。一念之非，降而为漏⑨；一念之是，守

① 黄庭经：道教上清派的重要经典，有《黄庭内景玉经》及《黄庭外景玉经》之分。

② 黄道：古人认为太阳绕地而行的轨道。《汉书·天文志》曰："日有中道，月有九行。中道者，黄道，一曰光道。"

③ 鹿运尾闾：即内丹理论中的河车运转之意。《张三丰全集·玄要》云："龟纳鼻息能调气，鹿运尾闾亦炼精。"

④ 河车：道教内丹术语。指真气之运行。真气运转周流，往来无穷，如车载物，故称"河车"。

⑤ 张平叔：即张紫阳。见本书"玉环穴说"第32页注②"张紫阳"。

⑥ 丹：原作"母"，据文义改。

⑦ 歧：原作"岐"，据文义改。

⑧ 三车：道教内丹术语。一指羊车、鹿车和牛车，比喻内炼中火候运转的3个阶段；二指使者车、雷车、破车，比喻内丹修炼中的3个不同验证；三指小河车、大河车、紫河车，比喻内丹修炼的3个层次。此处取第一个意思。

⑨ 降而为漏：指练功中因精气神走散外驰，未能聚成内丹，故道教内丹术中固漏显得尤为重要。《张三丰全集·玄要》："固漏形躯炼太阳，精气神全守中黄。铅承煎熬成至宝，金丹一粒放毫光。"

而成铅。升而接离，补而成乾。阴归阳化，是以还元。至虚至静，道法自然，飞升而仙。

王启元①曰：脑户乃曰督脉、足太阳之会故也。

骨　数②

人有三百六十五节，按周天三百六十五度。

男子骨白，妇人骨黑。

髑髅骨，男子自顶及耳并脑后共八片蔡州③人有九片，脑后横一缝，当正直下至发际别有一直缝；妇人只六片，脑后横一缝，当正直下无缝。

牙有二十四，或二十八，或三十六。

胸前骨一条。

心骨④一片，状如钱大。

项与脊骨各十二节自项至腰共二十四椎骨，上有一大锤骨，人身项骨五节，背骨十九节，合之得二十有四，是项之大锤，即在二十四骨之内。锤音垂。

肩井⑤及左右饭匙骨⑥各一片。

① 王启元：即唐代王冰，号启玄子，著有《重广补注黄帝内经素问》。其语在王冰著作中未见，引自李时珍《奇经八脉考·督脉》。
② 骨数：本节引自宋慈《洗冤集录·卷三·验骨》，文字稍有差异。
③ 蔡州：州名，隋朝设置，州府所在地即今河南汝南县。
④ 心骨：即胸骨剑突，又名鸠尾骨、心坎骨、护心软骨、蔽心骨。
⑤ 肩井：指锁骨。
⑥ 饭匙骨：指肩胛骨。

左右肋①骨，男子各十二条，八条长，四条短；妇人各十四条。

男女腰间各有一骨，大如掌，有八孔，作四行。样②。

手、脚骨各二段，男子左、右手腕及左、右臁③筋骨边，皆有髀骨妇人无。

两足膝头各有颒骨，隐在其间，如大指大；手脚板各五缝，手脚大拇指并脚第五指各二节，余十四指并三节。

尾蛆骨④若猪腰子，仰在骨节下。男子者，其缀脊处凹，两边皆有尖瓣，如菱角，周布九窍。妇人者，其缀脊处平直，周布六窍，大小便处各一窍。

筋　络⑤

足太阳之筋，起于足小指，上结于踝，斜上结于膝；其别者，结于腨⑥腘中，结于臀，上挟斜上项；其支者，入结舌本；其直者，结于枕骨，上头下颜，结于鼻；其支者，为目上纲，下结于頄⑦。

---

① 肋：原作"筋"，据文义改。

② 样：指图样。《洗冤集录·卷三·验骨》有图样。

③ 臁（lián 廉）：指臁骨，即小腿胫骨。

④ 尾蛆骨：即尾骨，上接骶骨，二侧有横突，下端尖细。

⑤ 筋络：本篇引自《灵枢·经筋》，文字稍有差异。

⑥ 腨（shuàn 涮）：又称"腓"，即小腿肚。《灵枢·寒热》曰："腓者，腨也。"

⑦ 頄（qiú 求）：即颧骨。

足少阳之筋，起于小指、次指，结外踝，结于膝下；其支者，上走髀；前者结于伏兔，后者结于尻；其上额角，交巅上，下走颔，结于顽。

足阳明之筋，起于中二指，结于跗[1]上，加辅骨，上结于膝，上脾枢，上胁，属脊；其直者，循伏兔，上结于髀，聚于阴器，上腹而布，至缺盆，上颈，挟口，合于顽，下结于鼻，上合于太阳，太阳为目上纲，阳明为目下纲。

足太阴之筋，起于大指之端，上结于内踝；其直者，络于膝，循阴股，结于髀，聚于阴器，上腹，结于脐，循腹里，散于胸中；着于脊。

足少阴之筋，起于小指之下，斜走内踝之下，结于踵，上于内辅之下，循阴股，结于阴器，循脊内，上至项，结于枕骨，与足太阳之筋合。

足厥阴之筋，起于大指之上，结于内踝，上循胫，上结内辅之下，上循阴股，结于阴器，络诸筋。

手太阳之筋，起于小指之上，结于腕，上循臂，结于肘，入结于腋下；其支者，上绕肩胛，循颈，结于耳后完骨；其支者，入耳中；直者，出耳上，属目外眦。

手少阳之筋，起于小指、次指之端，结于腕，上循臂，结于肘，上肩走颈；其支者，入系舌本；其支者，上

---

① 跗（fū 夫）：即脚背。

曲牙，循耳前，属目外眦。

手阳明之筋，起于大指、次指之端，结于腕，循臂，结于肘，上臑，结于髃；其支者，绕肩胛，挟脊。

手太阴之筋，起于大指之上，结于鱼后，上循臂，结肘中，上臑，入腋下，出缺盆，结髃，上结缺盆，下结胸里，散贯贲，下抵季肋。

手厥阴之筋，起于中指，结于肘，上臂阴，结腋下，挟胁；其支者，入腋，散胸中，结于臂。

手少阴之筋，起于小指之内，结于锐骨，上结肘，入腋，挟乳里，结于胸中，下系于脐。

气血说

休宁汪氏①曰：人身之所恃以生者，此气耳。源出中焦，总统于肺，外护于表，内行于里，周通一身，顷刻无间，出入升降，昼夜有常，曷尝病于人哉！及至七情交攻，五志妄发，乖戾失常，清者化而为浊，行者阻而不通，表失护卫而不和，里失营运而弗顺。气本属阳，反胜则为火矣。

人身之中，气为卫，血为营。经②曰："营者水谷之精

① 休宁汪氏：指汪昂，安徽休宁人，清代医家。著有《素问灵枢类纂约注》《医方集解》《本草备要》《汤头歌诀》等。其语引自《医方集解·理气之剂》。

② 经：指《黄帝内经》。下文出自《素问·痹论》。

也，调和五脏，洒陈于六腑，乃能入于脉也。"生化于脾，总统于心，藏受于肝，宣布于肺，施泄于肾，灌溉一身。目得之而能视，耳得之而能听，手得之而能摄，掌得之而能握，足得之而能步，脏得之而能液，腑得之而能气，出入升降，濡润宣通，靡不由此也。饮食日滋，故能阳生阴长，取汁变化而赤为血也。注之于脉，充则实，少则涩，生旺则六经恃此长养，衰竭则百脉由此空虚。血盛则形盛，血弱则形衰。血者难成而易亏，可不谨养乎？

后　跋①

　　紫凝道人②曰：余读《易筋经》义，因悟世之缁黄③两家，学者多如牛尾，成者稀如麟角，非道之难得，实因缺此一段工夫，内无基本耳。既无承受之地，又无勇往之力，或作或辍④，或中道而返，或既得而失，或优柔不断，皆职此故也。如禅定⑤则有入魔之虞，宗门⑥有迷而不悟之虞，金丹⑦则有得而复失之虞，清净则有几成而败之虞，泥水则有进鼎⑧之虞，导引则有倦废之虞，服食则有燥渴

---

　　① 后跋：此跋摘自钱遵王本《易筋经》。跋后无署名，《少林拳术精义》此跋后有"时天启四年（明熹宗年号，即 1624 年）岁次甲于三月天台紫凝道人宗衡跋"字样。因学术界多认同紫凝道人为《易筋经》作者，故收录。

　　② 紫凝道人：即宗衡，明末人，生平不详。据传曾于浙江省紫凝山（今隶属浙江省台州市天台县）传道。

　　③ 缁（zī 资）黄：指佛、道。缁，黑色，因和尚穿缁服，道士戴黄冠，故用"缁黄"作为佛道两家的代称。

　　④ 辍（chuò 绰）：停止。

　　⑤ 禅定：即"坐禅"，佛教修持方法。"禅"梵语为"禅那"，安静而止息杂虑之义。

　　⑥ 宗门：佛教为禅宗的自称，此或泛指释、道。

　　⑦ 金丹：古代炼丹术之术语，有外丹、内丹两种。外丹即指炼丹家选用矿物原料所炼制丹药，又称"仙丹"；内丹指气功，即以人体作炉鼎，以意念内导为火候，以体内精气神为药物，使之凝结成内丹。宋以前"金丹"多指外丹，宋以后内丹勃兴，故多指内丹。

　　⑧ 进鼎：指练功过程中，因采药或火候不当等原因而导致无法封固结丹。

之虞，是皆无此工夫，非受道器也。引而伸之，即耕与读若有此功，富贵圣贤基之可得；治兵治民若有此功，上①考殊勋基之可得。微至负贩经营能行此功，亦能任重致远；下至丐夫牧竖能行此功，亦不迫于饥寒。而况病者得之即安，怯者得之则强，外侮闻之慑，乏嗣②行之延，老者得之康壮而寿，少者得之纯粹而精。是举天地间人人宜用之功也。由是知达摩师所云"基此作佛"之语，岂不信然哉！

此法不炼不成，一炼即成，小炼小成，大炼大成，久炼久成，尤无退败。吾不知人世间复有何利益足以至此？复有何妙义足以如此也？是在知之而好之，而乐之③，以求至于其极，斯不负所知，斯不负古人留辞援引之意耳。或问行功之要，曰智、仁、勇。不达，又问，曰信、专、恒。如是而已！

----

① 上：指官府。

② 乏嗣（sì 四）：无接续香火的子嗣。

③ 知之……乐之：意为懂得功法而爱好功法，并以此为快乐。语出《论语·雍也》："子曰：知之者不如好之者，好之者不如乐之者。"

校注后记

长期以来，《易筋经》作为一部气功专著，有着广泛的社会影响。自清代至今，学者们对该书考证甚多，成果丰硕。但因史料不足以及《易筋经》所存版本庞杂等问题，使该书颇多方面存在争议。此番在对《易筋经》校注整理的过程中，笔者深感此书涉佛涉道，神秘诡谲，疑难莫测，问题诸多。下面，试将《易筋经》一书的源流及有关问题作一记述。

一、作者、辑者与成书年代

《易筋经》由谁而作，何时成书，目前尚无定论。一说达摩所作，一说紫凝道人所作。经过数十年研究，目前学术界已基本否定"达摩所作"之说，多数学者认同"紫凝道人所作"之说。"紫凝道人"之名当来于《易筋经·后跋》首句"紫凝道人曰"。其究竟何许人也？1917 年，在上海大声图书局出版的《少林拳术精义·后跋》署名处曰："天启四年岁次甲于三月天台紫凝道人宗衡跋"。据有关学者研究考证：在今浙江省台州市天台县有一"紫凝山"，这里原先僧、道两教香火很旺，尤盛道教，祖辈上就有"千僧万道"之说。且在紫凝山的山际险要处，存有一"紫宵道院"旧址。据老辈人介绍，20 世纪 40 年代中，还见有道士居住。据此，在"紫凝道人"名前加"天台"

二字，并非空穴来风。但天台紫凝道人是否为明代天启间人，以及其俗名是否叫"宗衡"，目前尚无任何材料可证。另外，中国中医科学院图书馆藏《养生两种》，即《万寿仙书》和《易筋经》的合抄本，该书成书于明代天启四年（1624），由龚居中所编撰。故《易筋经》的成书年代，当不晚于明代天启四年。

学术界一般认为来章氏辑本《易筋经》刊刻于道光年间，但从目前所见的印本来看，并不能看到直接显示其刊刻年代的信息，本衙藏版《易筋经》甚至连刊刻者的信息都未能提供。鉴于此，有必要通过"来章氏"其人，来章氏辑本《易筋经》版本及内容的探究，进一步弄清这一版本的形成情况。"来章氏"所辑《易筋经》下卷很大一部分篇幅源自明代李时珍《奇经八脉考》一书，此外涉及的还有汪昂的《医方集解》（1682年）、高士奇的《天禄识余》（1690年）、吕种玉的《言鲭》（1712年），据此可以判定此书辑成最早不会超过清代康熙五十一年（1712）。因此，大致可以初步推断，来章氏辑本大约形成于康熙末年至道光年间。

"来章氏"究竟何人，至今学术界研究者甚少。按古人习惯，"来章"应该是辑者的"字"或"号"，如张鹏飞号"补山"就自称"补山氏"（见《奇器图说》序）。依据以上辑书年代推断，对清道光年之前相关人物的字号信息，通过检索相关工具书及搜索引擎查找，发现有可能为辑者的有陈来章、朱来章两位人士。①陈来章，名"丰"，字"来章"，安徽歙县人，清初医家，著有《苇杭（航）集》十四卷，成书于康熙五年（1666），此书列内景图说、四诊括要、药性十剂、杂病证治、方法合解五大类，前一卷论述中医理论和200余种常用中药之药性，后十三卷分述杂病、五官、妇科等140余种病证的证治方药。陈来章生平资料未见于徽州歙县地方文献，诸家医学文献也未著录其生平事迹。汪昂的《医方集解》有8处引用了陈来章的医学见解，《苇杭（航）集》成书早于《医方集解》16年，据此可认为陈来章应年长于汪昂（1615—1694）。②朱来章，福建汀州人，出生于医学世家，1679年生，卒年不详。其兄朱绶，字佩章。据此可以认为朱来章的"来章"也是其字。朱氏兄弟三人及其家族曾在雍正年间涉及一桩"偷渡"日本长崎案件，此事详情见于时任浙江总督的李卫奏折中，日本的相关历史文献也有记载。朱氏家族到长崎的目的是行医业儒经商（贩卖书籍等），同到长崎的还有武举人张恒暉（字灿若，化名陈采若）、武职千总沈大成等人，他们到长崎的目的是受聘教习弓马武艺，而这在当时是严令禁止的。为此，李卫在雍正六年至九年间亲自负责处理此案，为了将张恒暉等人抓回，他说服朱来章等人卧底长崎，最终将一干人等缉拿归案。结案之后的朱来章未见材料表明其后来的活动情况。朱来章在日本时著有《朱来章治验》，现藏于日本内阁文库。

从以上两位"来章"的材料看，陈来章的年龄据推算不应该能活到《言鲭》的出版年（1712 年），而朱来章则是比较适合的人选。首先，朱来章活到乾隆年间应该没有问题，可以看到《言鲭》等著作面世；其次，他兼通医学和儒学，《易筋经》下卷的大量医学内容编辑需要这样的素质；再次，他在日本长崎时与前往教习武艺的张恒晬等人有过很长时间的接触，加之他本人也参与了贩卖书籍的生意，所以对《易筋经》关注研究实属可能。至此，初步推定朱来章就是《易筋经》辑者"来章氏"。当然，来章氏增编《易筋经》后，未必当时就刻印传世，有可能最初是稿本，后才被刊刻印行。

二、版本源流

1. 主要抄本源流

①中国中医科学院图书馆所藏龚居中《养生两种》之《易筋经》抄本。②中国中医科学院图书馆所藏黄竹斋《易筋经》稿本。③浙江中医研究院图书馆所藏清代黑龙道人抄本。④国家图书馆所藏《易筋经义》抄本。此抄本原为著名学者郑振铎先生所捐献。据有关学者对抄本上闲章的考证，认为"易筋经义序"右侧所钤之"净心抱冰雪"方形白文章，为明末清初著名书画鉴赏家梁清标（1620—1691）的鉴藏章，故认为该抄本的年代至少是明末。⑤台北台湾图书馆所藏《易筋经》抄本。该抄本曾为江苏常熟钱遵王（1629—1701）述古堂之藏本。⑥浙江省

图书馆所藏《易筋经》抄本。据抄本上有"王端履字福将号小谷"一印，若此印非伪出，则此抄本年代至少为清嘉庆时期。

2. 主要刊本源流

①祝文澜辑《易筋经》刊本（现已未见）。②傅金铨辑《易筋经》刊本，道光三年（1823）新刊，即市隐斋版《易筋经》，清光绪二十二年（1896）有重刻本（多方寻觅未见藏处）。③道光年间来章氏辑本衙藏版《易筋经》刊本。此后，《易筋经》刊本在内容上出现较大变化，出现大量的增演本，如：潘霨于咸丰八年（1858）刊印的《卫生要术》、宋光柞于同治十三年（1874）刊印的《卫生易筋经》、王祖源于光绪七年（1881）刊印的《内功图说》、上洋席扫叶山房于光绪十年（1884）刊印的《易筋经义服气图说》、周述官于光绪二十一年（1895）刊印的《增演易筋洗髓经内功图说》、庆丕（英国人）与翟汝舟于清光绪二十一年（1895）同编的《西洋易筋经》、光绪年间（1875～1908）佚名撰的《易筋经外经图说》、梁士贤于宣统三年（1911）刊印的《全图易筋经》、王怀琪于公元1917年刊印的《易筋经十二势图说》、上海大声图书局于公元1917年刊印的《少林拳术精义》等。

本次《易筋经》校注整理在选取版本的过程中，笔者实地前往国家图书馆、中国中医科学院图书馆、浙江省图书馆、浙江中医研究院图书馆、南京图书馆、南京中医药大学图书馆、台湾图书馆等地调研相关版本，发现来章氏辑本衙藏版《易筋经》在流传范围、保存质量、版本内容等方面都相对更优，且更贴近《易筋经》早期的面貌，故选用南京中医药大学图书馆所藏来章氏辑本衙藏版作为本次校注整理的底本。该刊本保存较好，版心白口单黑鱼尾，外框高 24.8 厘米、宽 13.3 厘米，内框高 16.9 厘米、宽 9.9 厘米。在版本调研过程中，同时也发现《易筋经》在流传过程中不同版本之间在内容上存在较大差异，甚至有些版本虽冠"易筋经"之名，却与早期《易筋经》刻本及抄本间毫无关联，这就是为何后来会出现形式多种、内容不同，但都同名"易筋经"的原因。而即使内容相同的部分，各本之间在文字描述及篇幅上也存在较大差异。为了使本次校注整理能够较为准确地反映《易筋经》的原貌，故在确定底本之后，又多选用了几个质量较好且影响较大的抄本作为参校本。

三、学术特点

作为一部气功专著，《易筋经》将儒、释、道、医有机地结合起来，取各家之长创立了一套既能养生防病，又能御敌制胜的健身功法。《易筋经》不同于一般气功导引书的最重要特色，建立了独特的"筋""膜"理论。该书"总论"论筋："然筋，人身之经络也。骨节之外，肌肉之内，四肢百骸，无处非筋，无经非络，联络周身，通行血脉，而为精神之外辅。如人肩之能负，手之能摄，足之能履，通身之活泼灵动者，皆筋之挺然者也，岂可容其弛挛靡弱哉？"书中"膜论"云："筋则联络肢骸，膜则包贴骸骨。筋与膜较，膜软于筋；肉与膜较，膜劲于肉。膜居肉之内、骨之外，包骨衬肉之物也。"可见该书认为筋、膜是联系和覆盖骨、肉的两种组织。"总论"又云："易即变化之易也""至若人身之筋骨，岂不可以易之哉"。"膜论"亦云："俟炼至筋起之后，必宜倍加功力，务使周身之膜皆能腾起，与筋齐坚"。筋、膜变易坚强，推气运血，产生劲力，此即"易筋"的含义。在"筋""膜"理论指导下的"易筋"功法，其根本目的在于"积气"。胸腹乃存气之地，借助存想守中，使神气凝聚。然后配合外力揉、打，使气血通融、宽胃纳气，以达到"膜论"所云"行此功者必使气串于膜间，护其骨，壮其筋，合为一体"的程度。此即为"易筋"内壮功法的精髓。

《易筋经》不仅赋予"易筋"特殊的意义，而且介绍了一整套独特而严密的功法。该书通过修炼使人体筋膜"以强易弱"的功法有内壮、外壮两类。从根本来说，就如"内壮论"所云"内壮言道，外壮言勇"。从外形上来看，亦如"炼手余功"所云："内壮者，其筋调畅，其皮细腻，而力极重。若外壮者，其皮粗老，其掌与腕，处处之筋尽皆盘结，状如蚯蚓浮于皮外。"因此，《易筋经》功法，不仅强调内外兼炼，而且讲究内外的次序，必须先内后外，先壮后勇。《易筋经》功法大至可分三段。其一，炼内壮基本。分为"初月至四月、五月至八月、九月至十二月"3个阶段，各以不同的掌揉法、木杵木槌杵捣及打法、石袋捣揉打法来进行修炼，必须依次从轻到重、由浅入深，不可颠倒混乱。具体来说，自初月至第四月第一个百余日，主要炼前腹部；自第五月至第八月第二个百余日，延伸到胸颈肩，使任脉充盈；自第九月至十二月第三个百余日，延伸到肩部夹脊至尾闾，以充督脉，前后交接。其二，炼内壮神勇。即于练功三百余日之后，开始自肩至指尖进行修炼，以增臂力，以求达到"内壮神勇"中"并其指可惯牛腹，侧其掌可断牛头"的效果，此段功亦须百日以上。其三，炼外勇神力。在内壮的基础上，增以提、举、推、拉、揪、按、抓、坠八法，以求得全身强壮。

综上所述，《易筋经》功法的重点在于内外并炼，尤重内壮，具有配合存想所炼之处，排除世务杂念，采咽日精月华，配合服药、烫洗辅助等特点。该功法可归纳为如下鲜明特点：①练功必须依照书中所给出的"先内后外，先壮后勇"次序，按腹→胸→肩→背→臂→全身，循序渐进，不可颠倒错用。②练功必须借用他人手掌、木杵、木槌、石袋等辅助，进行揉、杵、捣、打，且这些辅助也必须配合练功次序分别选用，不可错乱。③开始练功之三百余日内，必须中断原先所炼之包括弓、弩、拳、敲、打在内的一切其他功法。④练功必须持之以恒，如"采精华法"所云："凡行内炼者，自初功始，至于成功，以至终身，勿论闲忙，勿及外事"。每天寅、午、戌（早、中、晚）行功3次，每次以燃尽两炷大香为准。以上功法环环相扣，贯穿一气。凡此种种，足见该书在气功修炼方面的重要价值。

四、存在的问题

在校注整理过程中，笔者也明显发现李靖序及牛皋序存在较多问题，有关学者也曾做过这方面的专门研究，均认为此两篇序言系伪作。如：清·凌廷堪《校礼堂文集·与程丽仲书》中对《易筋经》的李、牛二序进行了逐条举证分析，认为该书"旧传初祖达摩所授，盖依托也"。凌氏提出的证据主要有几点：①唐代除明皇天宝和肃宗乾元年间曾名"年"为"载"外，所有年号均称"年"，无称"载"者，而"李序"末中记"唐贞观二载"，其伪可知；②"李序"中所记徐鸿客得之海外而授于虬髯客者，虬髯客又复传李靖之事更为小说家言，因虬髯客乃"唐人戏作耳，非实有其人"；③"牛序"尤陋妄，其文中提及的牛皋官爵、字及籍贯错讹比比；④"牛序"有"徽、钦北狩，泥马渡河"之言，徽、钦是指北宋末的徽宗、钦宗二帝，徽、钦是二帝的庙号。据古代朝典礼仪，帝王的庙号当在其人死后才拟定。钦宗死于绍兴三十一年（1161），而"牛序"乃作于绍兴十二年（1142），皋本人卒于绍兴十七年（1147），也就是说其"未来之事又何由而知乎"。据此，他斥该书"盖不通古今之村夫子所臆撰也"。此外，民国时期徐哲东和唐豪二人也曾补充列举了二序中存在的疑点。因此，《易筋经》为达摩所著确系不可靠。

　　《易筋经》历经百年流传，经久不衰，然而目前学术界对于《易筋经》的全面整理工作相对较少，尤其少于训诂。特别是《易筋经》的作者和成书年代目前尚无定论，笔者认为从训诂学角度对《易筋经》进行深入研究，意义深远。如《易筋经》中有关方药的记载可从训诂的角度对其进行考证，这不仅可以为所载方药的临床研究提供证据，又或可间接为《易筋经》的成书年代提供线索。又如《易筋经》中有一节名为"外壮神勇八段锦"，而"八段锦"之名，最早出现在宋代洪迈所著《夷坚志》一书中，且不少学者认为在"贾力运力势法"一节中有不少内容疑似传统气功学站式"八段锦"的内容，这些是否都可以为《易筋经》的成书年代提供证据呢?!

总 书 目

本　草

秘珍济阴

黄氏女科

女科万金方

彤园妇人科

女科百效全书

叶氏女科证治

妇科秘兰全书

宋氏女科撮要

茅氏女科秘方

节斋公胎产医案

秘传内府经验女科

儿 科

婴儿论

幼科折衷

幼科指归

全幼心鉴

保婴全方

保婴撮要

活幼口议

活幼心书

小儿病源方论

幼科医学指南

痘疹活幼心法

新刻幼科百效全书

补要袖珍小儿方论

儿科推拿摘要辨症指南

外 科

大河外科

外科真诠

枕藏外科

外科明隐集

外科集验方

外证医案汇编

外科百效全书

外科活人定本

外科秘授著要

疮疡经验全书

外科心法真验指掌

片石居疡科治法辑要

伤 科

正骨范

接骨全书

跌打大全

全身骨图考正

伤科方书六种

眼 科

目经大成

目科捷径

眼科启明

眼科要旨

眼科阐微

眼科集成

眼科纂要

银海指南

明目神验方

银海精微补